考える
エンドドンティクス
根管形成と根管充填の暗黙知と形式知

高橋慶壯：著

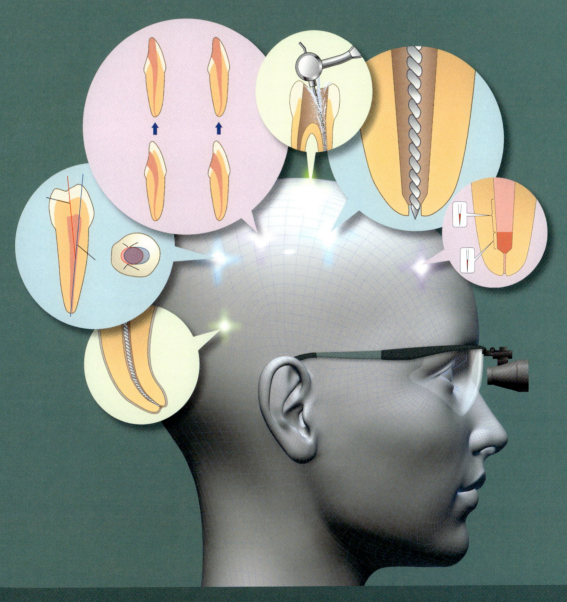

クインテッセンス出版株式会社　2015

Tokyo, Berlin, Chicago, London, Paris, Barcelona, Istanbul, Milano, São Paulo, Moscow, Prague, Warsaw, Delhi, Bucharest, and Singapore

はじめに

　歯科医師は医師や教師と同様に国家資格を得てはじめて合法的に仕事が行えます．運転免許証をもらったばかりの「ペーパードライバー」に近い状態から始まって，歯科臨床にかかわる「知識」や「理論」を身につけながら，「実践」を通じて治療技術を習得していきます．その過程で，正しい知識や理論に基づいて治療の「定石」を習得して成功体験を積み重ねていかなければ，治療の技量は向上しません．手術の技術の卓越した外科医，教える技術が優れた教師がいる半面，そうではない医師や教師もいます．歯科医師も同様です．明るくて，雰囲気の良い歯科医師は患者受けが良いかもしれませんが，治療技術に優れていなければ，患者の口腔内を健康な状態で長期間機能させることはできません．

　自分のつくった料理を味見しない料理人がいたら，どう思うでしょうか？　そのお店には行かないでしょう．では，自分の行った治療を見直さない歯科医師はどうでしょうか？　信頼されないと思います．治療技術も未熟でしょう．自分の治療を見直す習慣がなければ，足りない部分を省察して改善することがないのでレベルアップは望めません．「我流」では，せいぜい5級（Part 1・No.1「根管治療の腕前」参照）止まりです．はじめから根管治療の技術に優れている歯科医師はいません．根管治療の技量と臨床経験の年数が相関するわけでもありません．卒後数年で素晴らしい根管治療を実践している歯科医師はたくさんいます．勉強して知識と理論を身につけ抜去歯や透明模型を使って練習した成果だと思います．

　知識や理論を得るには学ばなければなりません．学校では，知識を勉強して記憶することが求められますが，知識が豊富な人は思考力が乏しいことが多いようです．逆に，独創的な考えをする人は知識量が少ない傾向があります．「知識」はしばしば「思考」の代用をします．豊富な知識があると，「考える」よりも「過去に得た知識を当てはめる」傾向が強いと思います．そのほうがとりあえず答えは早く出ますが，最善解であることを保証してはくれません．知識が増えるにつれて，思考力が低下するのかもしれません．さらに，知識を得るのは「記憶力」が働くからですが，「五感」や「感性」は逆に衰える傾向にあります．根管治療では微妙な指先の「触覚」が必要になります．根管治療の腕を上げるには，知識を得つつ実践を通じて「治療の感覚」を相互依存的に高めることが不可欠です．根管治療では，ほかの外科治療と同様に知識や理論を学んだだけでは必ずしも良い治療結果は得られません．根管系の多様性を勘案すれば，同じ根管は存在しないわけですから，学んだ知識に基づいて患歯の三次元的な根管系をイメージしつつ，予測と異なった場合には，臨機応変に戦略を切り替える必要があるでしょう．

　筆者はこれまでに現代歯内療法学の「基礎科学」と「臨床科学」について書籍にまとめました．すなわち，知識と理論および治療技術について「臨床歯内療法学―JHエンドシステムを用いて―（2005年）」と「歯内療法 失敗回避のためのポイント47―なぜ痛がるのか，なぜ治らないのか―（2008

年)」を上梓しました．本書では，根管形成法(キャナルプレパレーション)と根管充填法に必要な知識，技術および定石の学び方に焦点をあてて詳細に解説することをテーマにしました．

　本書は歯内療法学の広範な領域を百科事典のように紹介することを目的にしていません．根管治療における「経験」「勘」や「コツ」，すなわち根管治療における筆者の個人的知識と経験，換言すれば，言語化することが難しい「暗黙知」の部分を書籍という「形式知」に転換することを試みました．

　本書を読んで根管治療の「イメージ」がもてたら，実際に追試して成功体験できるように，「行動分析学」を応用して技術的側面をなるべく細分化して解説しました．歯内療法が上達するヒントが得られたなら透明模型や抜去歯を使って根管形成の練習をしてほしいと思います．

　このことを踏まえて，本書の構成は根管治療の暗黙知を考えるためのPart 1と，形式知を述べたPart 2，さらにPart 1，2の内容を確実に自分のものとするためにPart 3として「本書の理解度確認テスト」を設けています．本書を一読して終わりにするのではなく，ぜひ理解度確認テストに挑戦してみてください．

　根管治療に関する「知識」「理論」「思考力」および「治療技術」をバランス良く身につけることが根管治療の上達には不可欠です．よくわからないところがあれば，筆者の伝える能力の足りなさが主な理由です．ご質問をいただければ回答します．

　最後に，執筆の機会をいただきましたクインテッセンス出版株式会社の佐々木一高社長，書籍編集部の大塚康臣氏に心より感謝申し上げます．そして，JHエンドシステムの考案者であります平井 順先生およびJH study groupの諸先生方に感謝と敬意を表します．

2014年11月
高橋慶壮

目次

はじめに・・・2

著者略歴・・・6

Part 1　レベルアップするための暗黙知・・・7

- No.1　根管治療の腕前・・・8
- No.2　根管治療の理論と実践・・・10
- No.3　根管治療の腕を上げる法則・・・12
- No.4　根管治療の定石・・・17
- No.5　根管治療に必要な知識・・・20
- No.6　知識と思考過程の再構成・・・24
- No.7　経験を通して得られるもの・・・26

Part 2　確かな根管治療実践のための形式知・・・31

- No.8　根管形成の定義と術式・・・32
- No.9　根管の拡大形成法・・・38
- No.10　根管の拡大形成法のポイント・・・40
- No.11　歯冠部分の形成・・・42
- No.12　歯髄腔へのアプローチ・・・46
- No.13　軸壁形成・・・52
- No.14　根管部分の形成・・・55

No.15　根尖孔の穿通・・・58
No.16　生理学的根尖孔の決定・・・64
No.17　アピカルシート（apical seat）・・・68
No.18　再帰ファイリング（recapitulation, apical patency）・・・71
No.19　根管洗浄・・・74
No.20　根管拡大の方向性・・・77
No.21　根管の切削・・・80
No.22　トラブルシューティング・・・82
No.23　根管充填・・・85
No.24　垂直加圧根管充填・・・88
No.25　側方加圧根管充填・・・90
No.26　根管治療を繰り返さない・・・94

Part 3　本書の理解度確認テスト・・・97

問題・・・98
正解と解説・・・103

索引・・・107

装丁：サン美術印刷株式会社
イラスト：飛田　敏

著者略歴

髙橋慶壮（たかはし　けいそう）

1988年　岡山大学歯学部歯学科卒業
1992年　岡山大学大学院歯学研究科修了　博士（歯学）
1992年　岡山大学歯学部附属病院助手
1993年　英国グラスゴー大学歯学部（post-doctoral research fellow）
1993年　英国グラスゴー大学歯学部附属病院（honorary senior house officer）
1996年　岡山大学歯学部助手
1997年　日本歯周病学会奨励賞受賞
1999年　明海大学歯学部歯周病学講座講師
2001年　日本歯科保存学会奨励賞受賞
2003年　明海大学歯学部機能保存回復学講座歯内療法学分野講師
2006年　明海大学歯学部機能保存回復学講座歯内療法学分野助教授
2007年　松本歯科大学総合歯科医学研究所硬組織疾患制御再建学部門教授
2007年　奥羽大学歯学部歯科保存学講座歯周病学分野教授
現在に至る

所属学会など

日本歯周病学会・理事，日本歯科保存学会・理事，日本顎咬合学会・指導医，米国歯周病学会会員，国際歯科研究学会会員，日本歯内療法学会会員，日本口腔インプラント学会会員．

Part 1
レベルアップするための暗黙知

Part 1

根管治療の腕前

a. 8割以上が再治療

ソロバン，書道，囲碁や将棋と同様に，専門的な技術にはレベルの高低が存在します．医療や教育の場でも，仕事のレベルに差はありますが，一般の人には判断できないでしょう．学会に所属していれば，学会が認定医や専門医制度を整備しています．根管治療については，日本歯内療法学会と日本歯科保存学会の認定医制度があります．医療の質を担保するには必要なシステムです．しかし，この2つの学会の認定医を修得した歯科医師はそれほど多くいません．

筆者が普段の臨床で行っている歯内療法の8割以上は再根管治療です．根管治療が苦手な歯科医師は多いと思います．「根管治療の腕前」にも大きな差があると想像されます．そして，おそらく多くの歯科医師が普段の臨床で行う歯内療法もその約8割は再根管治療でしょう．治療の8割がやり直しでは，社会から信頼を得ることはできません．

b. 自分の技量を知る

根管治療の成績については，歯内療法専門医と一般開業医，経験年数の差，手技の違いによってかなり異なります．そこで筆者なりに根管治療の技量を1級から10級までにランク分けしてみました．本書を読んで練習を積めば，4級までは確実にレベルアップできると確信しています．

技術レベルが上がっていく過程では，たいてい同じ傾向がみられます．努力(A)は1つ1つ積み重ねなければなりませんが，成長(B)は加速的に進みます（**図1-1**）．努力をしても成果が現れない段階が一番辛いのですが，上達する過程では誰もが経験することです．普段の努力を怠れば高いレベルには到達できません．根管治療を苦手と考えている方はぜひ本書を読んで根管治療の苦手意識を払拭してほしいと思います．我流の根管治療に染まった後で術式を修正するには時間がかかりますから，悪い癖がついていない若い歯科医師にはとくにお薦めします．

1級：術前に患歯ごとの治療イメージがもてる．咬合の問題を勘案しながら一口腔単位で包括的な診断と治療が実践できる．根管系の複雑さを考慮しつつ根管内の感染源の可及的除去を低侵襲性でかつ高確率(95%以上)に実践できる．

2級：樋状根の根管形成に自信をもって対処できる(90%以上)．即日根管充填の予後が良い(95%以上)．

3級：自分の症例で歯内療法の論文，書籍を書いている．必要に応じて外科的歯内療法を実践でき，予後も良い(90%以上)．症例に応じて手用ファイルとNi-Tiロータリーシステムを使い分ける．

4級：自分の症例で根管拡大の理論と実践方法のプレゼンや講義ができる．大臼歯近心根の根管拡大が適切にできる(90%以上)．

5級：デンタルエックス線写真をみて，根管長が1～2mm以内に予測することができる(90%以上)．歯の解剖学に精通している．

6級：自分の症例で根管形成の理論と実践を具体的に説明できない．要は，根管治療の理論と実践が乏しい．弯曲根管の根管形成の成功イメージがもてない．狭窄あるいは弯曲根管を頻繁に詰まらせる(70%以上)．

7級：抜髄で根尖孔を壊すことがある(50%以上)．不適切な抜髄処置後にアルデヒド系根管貼薬剤を貼薬して「急性歯根膜炎」を起こすことがある．感染根管治療時には毎回FC(FG)貼薬を行っている．エンド専用バーを使用していない．

8級：根管治療を繰り返すことがよくある．たとえば，単根歯の根管治療を5回以上行うことがある．大臼歯の場合では10回以上行うことがある．1年以上根管治療を繰り返している症例がある．ファイリング運動を多用して切削片を根管に詰まらせたり，ストリップパーフォレーションを起こすことがある．「再帰ファイリング」の意味を知らない．実践もしていない．

9級：歯や歯髄腔の解剖学的な知識が乏しいため，根管

系のイメージがもてずに根管長測定器の警告音にのみ反応する．

10級：器具の名前は知っていても，治療の段取りや器具の使い方のイメージをほとんどもっていない．

以前「根管拡大のポイントはHファイルだ」と主張する先生がいましたが，自分の症例で根管治療の実践方法を説明しているのをみたことがありません．自分の症例で根管治療が語れない人は評論家であって実践力は乏しいと思います．せいぜい6級程度の腕前でしょう．最近，やたらと「evidence-based medicine（EBM）」が強調されますが，EBMは「帰納法」であり，結果から明らかにされるのはグループの特性という平均値的な事柄です．個々の症例に対して具体的なアドバイスを与えてくれるものではありません．

「Medicine is a science of uncertainty, and an art of probability（医学は不確実性を扱う科学であり，確率（可能性）のアート（治療技術）である）」（William Osler 1892）は名言であり，根管治療にも大いにあてはまります．医学教育の先駆者であったOslerは100年以上も前に医療の本質が「不確実性の科学」であることを見抜いています．医療行為に存在するリスクを認識したうえで患者や患歯の多様性に対して個別対応するのが医療の本質です．

「根管系の多様性」は歯内療法における不確実性の大きな因子です．根管系の解剖学的な複雑さを知るたびに，

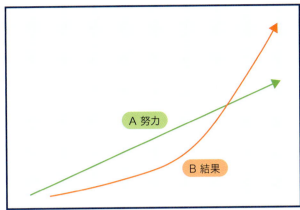

図1-1 努力（A）を積み重ねていけば，成長し，ある段階から結果（B）は加速的に進む．

根管治療の不確実性の理由が考察でき，治療結果が確率論に収束する理由が理解できます．われわれは患歯の状況に応じて臨機応変に治療を行う必要があります．歯内療法がほかの医療行為と同様に「確率を扱う技術」であることは今後も変わらないでしょうが，本書では根管治療に成功する確率を高めるための「理論」と「実践方法」を具体的に解説しました．

昔から「論より証拠」と言われます．EBMを勉強することはもちろん大切ですが，「論（EBM）より証拠（症例）」を示せる先生から学ぶほうが技術の上達は早いと思います．両方が備わっている先生であれば申し分ありません．もっとも，治療における限界と瑕疵はつねに存在します．

No.2 根管治療の理論と実践

a. 0の掛け算

上顎右側中切歯(**図2-1a**)の抜髄を行ったのは卒後4年目の歯科医師でしたが,約1年後に根尖性歯周炎を発症して患者が再来院しました.根管治療の腕前は8級か9級あたりです.根管形成と根管充填の理論と実践方法をほとんど知らなかったと推察されます.充填されていたガッタパーチャを除去し,根管の拡大形成を行い,即日根管充填を行いました(**図2-1b**).

歯内療法は多くの治療ステップから成り立っています.各ステップの結果の掛け算が最終的な治療結果です.ある治療ステップが0点であれば,結果も0点となり予後不良になります.拙著「臨床歯内療法学 JHエンドシステムを用いて」において根管治療のステップ(**図2-2**)ごとに治療のポイントを解説しましたが,本書ではステップごとにより詳細な解説を加えました.根管治療の「理論」を理解したうえで練習すれば,根管治療の腕前は確実に上がります.

根管治療は「外科治療」であり,なるべく少ない回数で

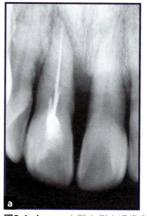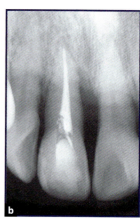

図2-1a,b **a**:上顎右側中切歯の抜髄後,根尖性歯周炎を発症した.**b**:充填されていたガッタパーチャを除去し,根管の拡大形成を行い,即日根管充填を行った.

終わらせることが望ましいのは明らかです.「根管治療を繰り返す」行為を換言すれば,「術者の治療技術が稚拙で治療効果がないか低い」ことを意味します.年単位で根管治療を繰り返しているケースは,「歯を治しているのではなく,歯を壊している」に等しく,ナンセンスの極みといえます.「難治性根尖性歯周炎」と呼ばれる患歯

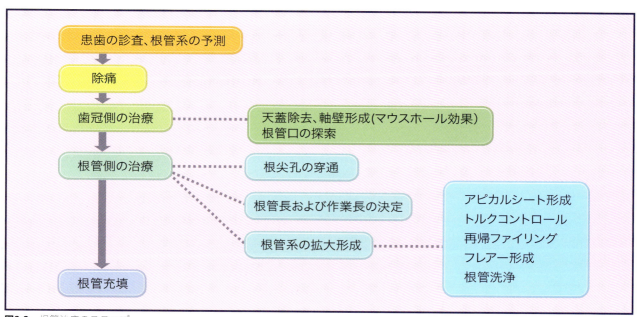

図2-2 根管治療のステップ.

の多くはこうした「医原病」の結果と考えています．筆者は個人的に「医原性根尖性歯周炎」と命名しています．

b. 真理に近づくために理論を知り，実践を重ねる

本書には，根管形成に必要な「理論」を数多く解説していますが，「理論」は必ずしも「真理」ではありません．これまでも，真実のように語られた「理論」の多くは消え去りました．「後付の理論」が多かったように思います．歯内療法学の分野で繰り返し言われてきた「ラバーダム防湿が不可欠」「無菌の根管をつくる」「根管の細菌検査が必要」も「真理」ではなく「理論」にすぎません．しかし，真理に近づくためには，より良い理論を構築する努力が必要です．

根管治療は多様性の高い複雑な根管系が対象になるため，根管の解剖学と根管治療の理論を学び，実践した自分の治療を振り返り，足りない部分を改善していく努力が求められます．透明根管模型や抜去歯を使用した練習が非常に有効です．弯曲根管，板状根管，楕円の根管および樋状根などの多様性に富んだ歯牙の根管系を理解して，最善手を実践できるように準備する必要があるでしょう．狭窄根管では根尖孔の穿通が困難なことがあります．再根管治療ではしばしば「医原病」が原因となり再治療が困難な症例もあるため，患歯のリスク評価に基づいて，治療介入することのメリットとデメリットを勘案してから臨床決断します．

「知行合一」とは中国の明の時代に王陽明が起こした陽明学における命題の１つです．吉田松陰が松下村塾の掛け軸に掲げた言葉でもあります．王陽明は，実践重視の教えを主張し，朱熹の万物の理をきわめてから実践に向かう「知先行後説」を批判しました．「知識を得ることは行動することの始まりであり，行動することは得た知識を完成させること」を意味しています．換言すれば，「行わなければ知っているとは言えないし，知っていても行わないのはまだ知らないのと同じであり，知って，行ってこそ，本当の知恵，真知である」とする思想です．

またカントは純粋理性批判のなかで，「理論なき実践は暴力であり，実践なき理論は無力（空虚）である」と述べています．この格言を歯内療法にあてはめれば，「理論なき根管治療は歯を壊し，適切な根管治療なき理論はドグマ（誤謬）を形成する」と言えるでしょう．東洋と西洋とで，理論と実践に関して同様の格言が残されています．

Part 1

No.3 根管治療の腕を上げる法則

a. 定石を学び成功のイメージをもつ

「知識」と「技術」は学ばなければ上達しません[1]．学ばない歯科医師は伸びません．根管治療の腕を上げるには，先輩や指導医に相談する，本を読む，勉強会やハンズオン・セミナーに参加する，ことが従来から行われています．どれも有効な手段です．個人的には，日本では歯内療法を適切に指導してくれる歯科医師が少ないように思います．先輩や指導医が根管治療の理論を知らずに我流の根管治療を行っていれば，我流の方法が拡大再生産されていきます．

短期間で歯内療法の腕を上げようとすれば，歯内療法の「定石」を学び，歯種ごとの根管と歯髄腔をイメージしながら治療技術を高めることが有効です．具体的には，根管治療に必要な理論を勉強して，透明根管模型や抜去歯で実際に根管の拡大形成を繰り返し練習します．歯種ごとの根管の特徴を学ぶ必要があるので，最低でも歯種ごとに10本程度の練習は必要です．抜去歯で適切な根管形成ができなければ，実際の臨床でも適切な根管治療はできません．根管形成の練習をして失敗した抜去歯があれば，その都度振り返って失敗の原因を追及しておけば確実に失敗が減ります．自分の頭と手の感覚が連動するまで練習すれば一応修了です．

「初めに終わりのことを考えよ」とは，レオナルド・ダ・ヴィンチの言葉です．根管治療においても治療前に治療のゴールをイメージできることが理想です．筆者は知り合いの先生から，新人の歯科医師に診療をさせる前に，抜去した大臼歯の根管治療を3日間で100本練習させるという話を聞いたことがあります．野球の「千本ノック」は知っていますが，「100本エンド」は初耳でした．根管充填した歯をエックス線写真で確認し，歯牙を削って自分の行った根管充填の評価を繰り返して修正を加えていけば，根管の内壁にレッジを形成しないで根管を拡大形成する感覚（触覚）が身につくでしょう．根尖孔を壊さないでアピカルシートを形成することが可能になります．再帰ファイリングすると切削片が根尖孔から少量押し出

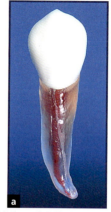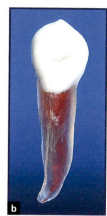

図3-1a, b 下顎犬歯の透明模型．透明模型を使用することで「触覚」を追試することが可能である（平井歯科 平井 順先生のご厚意による）．

されることもわかります．ファイリング運動では，切削片が根管に詰まりやすいことや根尖孔から押し出す切削片が多いこともわかります．自分の目で直接みて根管治療のイメージをもち，練習を通じて技術を磨くことが上達の近道です．

「触覚」は歯内療法を行ううえで非常に重要な「感覚」ですが，言葉で伝えるのは容易ではありません．しかし，抜去歯や透明模型（図3-1）を使用した練習を通して追試することが可能です．抜去歯を使って根管形成と根管充填をしてエックス線写真で確認し，実際に抜去歯をバーで削ってみて自分が形成した根管の内壁を観察してみれば，根管形成のイメージをもつことができるでしょう[2]．

根管の三次元的な形態を直接目でみることはできませんが，CTやマイクロCTを利用すれば，根管の拡大形成が視覚的に理解でき（図3-2, 3），根管の内壁に器具を接触させて削合できたかを解析できるようになりました．

b. 抜去歯で練習することの意義

前述したように患者の患歯を治療する前に抜去歯を使って根管の拡大形成の練習を繰り返し，歯根の形態を観察することは根管治療のイメージを身につけるために，

レベルアップするための暗黙知

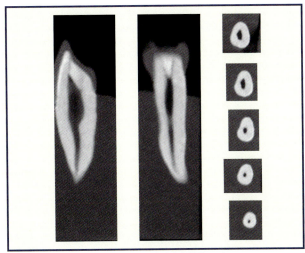

図3-2　3DXを用いた根管の解析（測定幅250μm）.

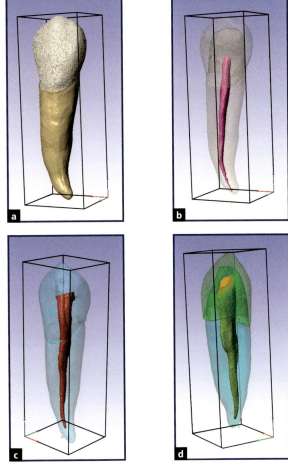

図3-3a〜d　マイクロCTを用いた根管の拡大形成法の解析（測定幅40μm）.

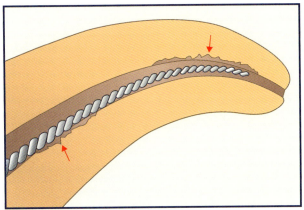

図3-4　ファイルが根管壁の複数の部位と摩擦していることをイメージする.

非常に有効な練習方法です．そのためには抜去歯をよく観察して根管拡大の練習をすることが上達の近道です．根尖孔付近では97％の根管が弯曲している，つまり，ほとんどの根管は弯曲しているという認識をもつことができるでしょう．ファイルにプレカーブを付与することの意味や日本人の歯の平均的根管長を知ることもできます．

天蓋除去と軸壁形成後に根管口に#15ファイルを挿入し，きつくなったら，根管が弯曲しているためファイルが根管壁の外弯側に擦れていることをイメージします（図3-4）．きつくなった部位を推定し，根尖孔までの距離を算出し，まずはラスピング運動で根尖孔の穿通を目指します．ファイルを強くねじったり，押して根管に傷ができると，レッジになり，その後の根管形成が適切に行えなくなります．

ここで注意することは，ファイル上部が根管の軸壁と摩擦していないことです．ファイルが根管や歯冠部歯質の複数部位に接触していると指先に感じる触覚や圧覚はファイル先端部のみの摩擦によるものではないことを意味しています（No.13「軸壁形成」参照）．

#15ファイルでは根尖孔の穿通が困難と判断した場合，つぎに行う方法は2つあります．1つ目は，#10→#8→#6と号数の小さいファイルへと交換して根尖孔の穿通を目指すやり方です．ファイルを1号下げて根管に挿入したときに根尖孔方向へ近づいた距離から残りの長さを予測します．

もうひとつの方法は，#15ファイルが進んだ位置

013

Part 1

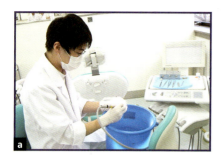
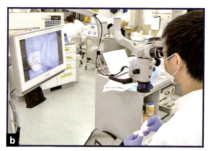
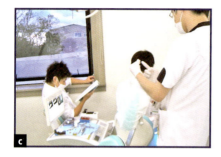
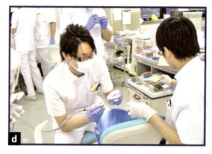

図3-5a〜d 筆者が行っている「エンド道場」の様子．研修医時代に適切な指導を受ければ，確かな根管治療を行えるようになる．

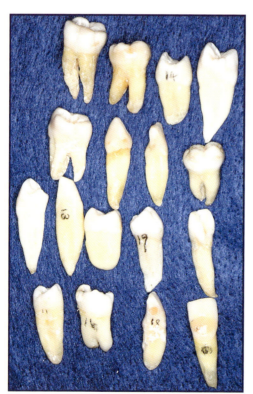

図3-6 研修医が根管治療の練習に使用した抜去歯．

までを1号大きい#20ファイルで拡大し，glide path（グライドパス：根管口に入れたファイルを根尖方向に進めるときに抵抗なく滑るように根尖孔まで通るような小道の意味）を形成したのちに再度#15にファイルを交換して根尖孔の穿通を図る方法です．#15ファイルが根管壁に接触することによる摩擦抵抗を減らし，穿通を容易にしようという考えです．crown down法に慣れた先生はこちらの方法を選択する傾向があるようですが，どちらのやり方が穿通できる確率が高いかについてはまだエビデンスがありません．好みの問題もあるでしょう．

　根尖孔の穿通ができたらすぐにファイルを抜かずに，ファイルをさらに0.5mm程度根尖孔外へ30°程度ねじりながら押し出し，ファイル刃部で根尖孔周囲の拡大を行います．ねじれとかき上げ運動を抵抗がなくなるまで（10〜30回程度）行えば，つぎのファイル（#20か中間ファイル）を入れた際に，根尖孔付近までスムーズにファイルを到達させられますから，再度ファイルを0.5mm程度根尖孔外へねじりながら押し出し，根尖孔周囲の拡大を行います．

c．研修医の指導例

　卒後に歯科臨床を始める研修医は臨床経験がほとんどなく，歯内療法に関する実践はゼロに近い状態ですが，我流のクセが身についていないため，歯内療法の正しい理論と実践方法を教えるには絶好のタイミングと言えるでしょう．筆者が指導する研修医には，まず先の拙書[2]

レベルアップするための暗黙知

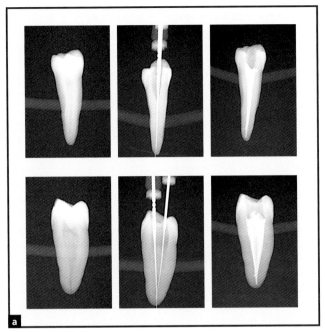
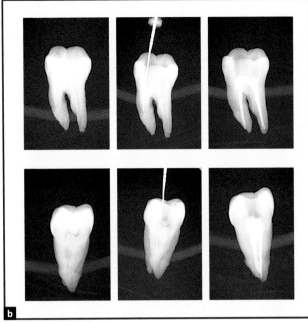
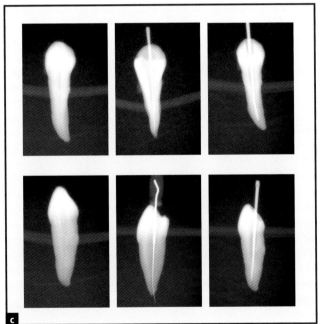
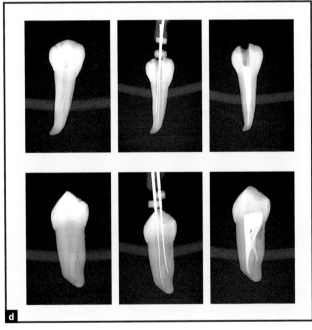

図3-7a〜d 研修医が撮影した抜去歯のエックス線写真.

に記載した根管の拡大形成の理論を勉強してもらいます．つぎに抜去歯を使って初めにルートプレーニングの練習を行い，レストの取り方や正しい姿勢を身につけてもらいます．抜去歯の頰舌側と近遠心側のエックス線写真を撮らせ，実際の抜去歯を観察させ，頰舌的な歯根の形態や弯曲の特徴を学ばせ，二次元のエックス線写真の限界を理解してもらいます．天蓋除去から根管充填まで

の治療ステップを行わせ（**図3-5**），頰舌方向と近遠心方向に2方向からエックス線写真を撮って，自分の行った根管形成を一緒に評価します（**図3-6, 7**）．ペッキング運動，全周ファイリング，根管の拡大形成に必要な理論と力加減を繰り返して体験してもらうことで実際の臨床におけるミスを減らすことができると思います．

　ペッキング運動や全周ファイリング操作には最初は慣

Part 1

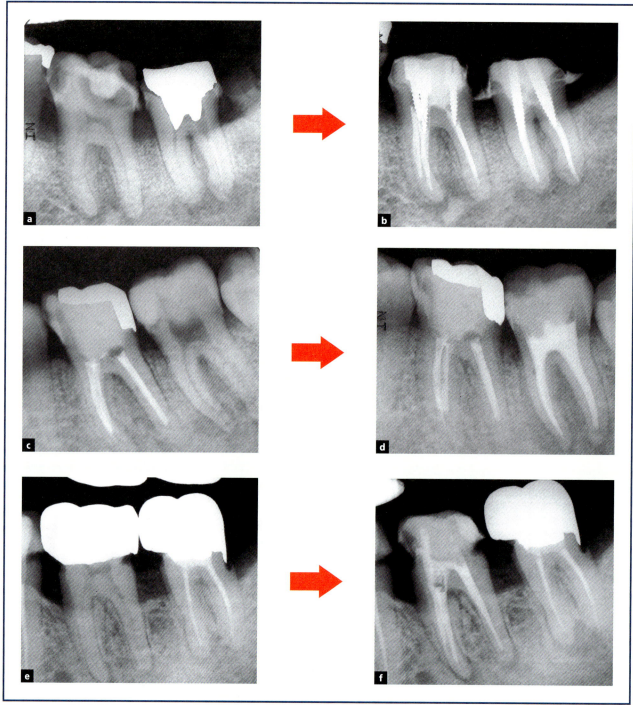

図3-8a～f 指導した研修医が最初に行った下顎左側第一および第二大臼歯の根管治療．いずれも適切な根管治療が行われている．

れませんが，練習を繰り返すうちに自然に身につきます．「習うより，慣れろ」です．自分の行った根管拡大を評価しつつ誤解やミスを修正することで短期間に根管形成のコツが習得できるのです（**図3-8**）．

参考文献
1．向山洋一．教師の腕を上げる法則．東京：明治図書，1985．
2．平井 順，髙橋慶壮．臨床歯内療法学—JHエンドシステムを用いて—．東京：クインテッセンス出版，2005．

No.4 根管治療の定石

a. 守・破・離

　日本では昔から，習い事(茶道，武道，芸術など)における師弟関係のあり方の1つに「守・破・離」があります．最初の「守」の意味するところは「まずは師匠の教えを守る」です．これをしなければ「我流」になり，伸び悩むという意味です．

　定石を学ぶことは「守・破・離」の「守」にあたります．
　しかし，日本の歯内療法においては，「守」の段階で躓いている歯科医師が多いように思います．歯内療法については数多くの誤謬が存在するからです．もしも，初めに学ぶべき「守」が間違っていれば修正するのは大変です．一度身についた我流の方法を変えるのには精神的な抵抗があり，惰性で同じ行為を繰り返すことが多いと思います．考えることをせずに同じ行為を繰り返すのは，「治療」とは言えず「(単純)作業」です．卒前に習う古典的な歯内療法の術式だけでは実践であまり通用しないでしょう．
　根管治療の定石は，根管形成にかかわる「理論」に基づいてファイルで根管形成して低侵襲性に根管系の異物を除去することと言えるでしょう．多くの大学では，弯曲根管の拡大形成法として未だに1969年にClemが発表したstep-back preparation法を教えています．米国でも同様の教育が行われています．1985年にRoaneが発表したbalanced force techniqueのほうが優れていますが，古典的な方法が大切と考えているのか，あるいはカリキュラムが増えて卒前教育では十分な臨床教育ができなくなっているのかもしれません．「守」を学べるメンター(師匠)が少ないことも問題です．

b. 最適と思われる戦略を実践する

　これまでに報告された手用のステンレス製ファイルを使用した根管形成法は「汎用性」が高く，ほとんどの根管に適応可能です．ただし，各治療ステップで「予測」「選択」「行動」「修正」を繰り返し，最適な根管形成を目指す姿勢が必要です．

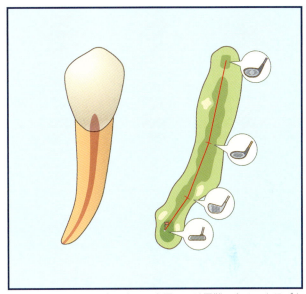

図4-1 ドライバー1本でホールを回るのは困難である．クラブを正しく用いて，カップインを目指す．歯内療法でも各治療ステップで「予測」「選択」「行動」「修正」を繰り返し，最適な根管形成を目指す姿勢が必要である．

　ゴルフに例えれば，変化に富むゴルフコースを7番アイアン1本だけで回るのと，10本以上あるゴルフクラブを使い分けて攻略するのとどちらがより適切かという比較を考えれば良いかもしれません(**図4-1**)．
　しかし道具が増えれば正しく操作するための練習が必要になります．練習をしていなければ，ドライバーを封印したほうがトラブル(OB；穿孔，レッジ形成)は減るでしょう．7番アイアン(Ni-Ti製手用ファイル)で刻んでいけば，治療回数が増えてもミスは少ないかもしれません．Ni-Tiロータリーシステムには1番か2番アイアン並みのリスクがあり，使い方を間違えるとドライバーと同じでトラブルが起こります．根管や根尖孔周辺にクラックが入っていることからも使い方を間違えると根管を破壊する凶器になり得ます[1,2](**図8-7**参照)．
　米国の歯内療法専門医はNi-Tiロータリーシステムよりも手用ファイルを使用する頻度が高いことが報告されています[3]．彼らはすべての患歯をNi-Tiロータリーシステムで拡大形成しているわけではありません．「不確実性を扱う科学」である根管治療を行う場合には，状況と自分の経験や技量に応じて道具を使い分けて最適と思

Part 1

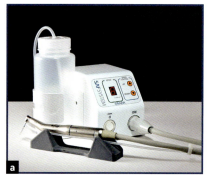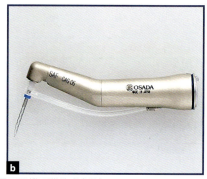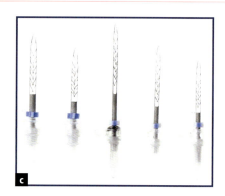

図4-2a〜c　self-adjusting file（SAF）システム（長田電機工業株式会社）．

われる戦略を立てて実行することが最善解です．

　根管充塡法については，垂直加圧根管充塡法が優る症例がありますが，たいていの症例では側方加圧と垂直加圧根管充塡法のいずれでも結果に有意な差はありません．複数の治療システムをもつことは有利ですが，コアになる治療システムは汎用性が高くコストも低いほうが良いでしょう．日本では，外科と補綴主導の歯科医療（歯を抜いて，入れ歯を入れる置換医療）から始まり，その後に保存治療が進歩したためか，保険点数は未だに補綴治療偏重のままです．これでは，日本の保険診療で質の高い歯内療法を実践することは難しいでしょう．

　日本の保険診療における一番のコストは「治療時間」です．現状の歯内療法の保険点数が極端に低いことからも，治療にかけるコストを抑え，可及的に質の高い治療を実践することが理想です．なによりも，失敗する確率の低いシステムを選んで実践することが推奨されます．一方，米国では，歯内療法の評価が高く，歯内療法専門医が人気です．日本の歯内療法の評価を高めるためには，歯科医師の根管治療の技量を上げる必要があるでしょう．

c．ワンステップの論理への疑問

　Ni-Tiファイルを用いた第四世代の根管形成システムでは「ファイル1本で根管形成が可能」と宣伝しています．筆者も使用してみて，完成度の高さを感じました．非常に有効な機器が開発されていると思います．しかし，Ni-Tiロータリーシステムは根管治療の「基本」ではなく「応用」です．また，「最大公約数的な根管の拡大形成」はできても，多様な根管系に対して最適の根管形成が行えるわけではありません．「ワンステップの論理」は耳触り

が良いのですが，欧米の論理至上主義の問題点でもあります．最近ではNi-Tiロータリーシステムの短所を補うことを売りにしたself-adjusting file（SAF）が日本でも使用可能になりました（図4-2）．

d．根管治療をサポートする機器

　以前の歯内療法は，目にみえない細くて弯曲した根管を手用ファイルで根気よく拡大・形成する治療であり，予知性が高いとは言えませんでしたが，「歯科用CT」「実体顕微鏡」「Ni-Tiファイル」および「超音波チップ」に代表される診断および治療用機器が開発されて歯内療法の治療成績が向上しました．

　超音波チップと実体顕微鏡は汎用性が高いので利用頻度も高いでしょう．たとえば，実体顕微鏡と超音波チップを使用すれば，上顎第一大臼歯のMB2を発見できる確率が上がります．根管に折れこんだファイルの除去が可能です．穿孔部の封鎖が確実にできます．大きく破壊された根尖孔外の軟組織を観察できます（これは治療結果には反映されませんが…）．

　米国の歯内療法専門医に救急治療と新しい機器の利用状況をeメールでアンケート調査した結果[3]の概略は，①82％の専門医が手用ファイルを根管形成時にケース・バイ・ケースで使用しており，ProTaperを33.6％，Profileを30.9％使用している，②根管充塡法では，continuous wave 48％，側方加圧法44％，Schilder法20％，③97.8％が超音波チップを使用しており，④75％以上の症例で実体顕微鏡を使用している専門医が45％，未使用者は9％，⑤根管長測定にエックス線写真を使用する割合が52.5％，根管長測定器を使用する割合

が38.6％，併用が8.9％，⑥仮封剤はCavit 68.1％, IRM 40.5％，グラスアイオノマーセメント10.5％でした．

このように，最新の機器は歯内療法の「装置産業化」を推進し，歯科医師の診断や治療レベルをある程度は高められる半面，日本では設備投資の増加に保険診療報酬がまったく見合っていないという「医療経済的ギャップ」が拡大しています．また，上記の機器を揃えないと根管治療が上達しないと勘違いしている歯科医師もいます．道具は重要ですが，ないと根管治療ができないわけではありません．根管治療に必要な実践的な知識を整理し，生物学的に妥当な理論に基づいた実践を行えば，たいていの根管治療は成功します．また，歯内療法専門医の82％が手用ファイルを根管形成時にケース・バイ・ケースで使用しているという事実は，MIコンセプトに基づく根管治療（根尖孔を壊さない，過剰な歯質の切削をしない）には指先のデリケートな触覚が不可欠であること，さらにNi-Tiロータリーシステムの適応症がかぎられていることを反映していると考えています．

参考文献

1. Adorno CG, et al. The effect of root preparation technique and instrumentation length on the development of apical root cracks. J Endod. 2009；35：389-392.
2. Yoldas O, et al. Dentinal microcrack formation during root canal preparations by different NiTi rotary instruments and the self-adjusting file. J Endod. 2012；38：232-235.
3. Lee M, et al. Current trends in endodontic practice: emergency treatments and technological armamentarium. J Endod. 2009；35：35-39.

Part 1

No.5 根管治療に必要な知識

a．根管の解剖学

　「知識」と「技術」とでは修得（習得）する方法が異なります．知識は勉強して修得します．根管治療を行う際には歯の根管系の解剖学の知識が不可欠です．根管治療の失敗を回避するためにはもっとも重要な知識ですが，根管の解剖学は歯内療法学のなかでもっとも退屈で面白くない領域です．自分で実際に根管治療を行うようになってはじめて解剖学の重要性に気づくでしょう[1,2]．根管の解剖学を学ぶうえで抜去歯は非常に有用なツールになります．根管の内壁をファイルで掻爬する感覚やファイル操作を学ぶには最適です．とくに臨床経験の浅い先生方に薦めています．抜去歯で練習しながら勉強すれば，根管の拡大形成のコツを修得しやすいと思います．

　また，根管の解剖学とエックス線写真の画像診断を同時に学ぶことも「根管の多様性」を認識するには良い勉強方法です．たとえば，エックス線写真上で主根管が急激に狭くなっていれば，根管が分岐していることを示していることを判断できるようになります[3,4]．上顎第一小臼歯は高頻度に，下顎側切歯も2根管のことがあります[5]．

　根管治療が簡単ではない理由に「根管系の多様性」が挙げられます．とりわけ，根管の三次元的な弯曲度合いが根管形成を困難にしています．根管は，①直線型，②J型（根尖部分の弯曲），③C型，④S型に分類されます[6]．治療の難易度は①から④の順番に高まります．

　直線の根管は3％程度で，上顎中切歯の根管が直線である確率が一番高いといわれています[7]（**図5-1**）．換言すれば，ほとんどの根管は頬舌的あるいは近遠心的に弯曲しています．とりわけ，根管の根尖側1/3で弯曲しています（**図5-2**）．

　根管がほとんどの場合，三次元に弯曲しているという知識があれば，ファイルの先端に「プレカーブ」を付与するほうが根尖孔の穿通が上手くいく確率が高くなることに気づきます．ファイルを根管に挿入していくと根尖孔に到達する前に抵抗を感じるのは根管が狭窄しているか

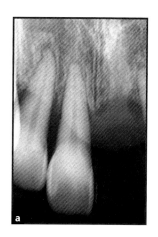
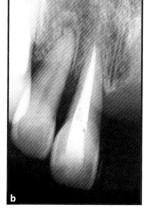
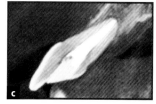
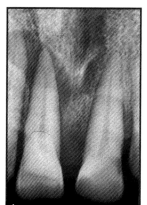
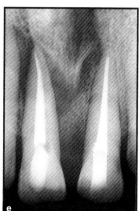

図5-1a〜e 上顎中切歯の直線と弯曲根管の例．上顎中切歯といえども根管が三次元に弯曲していることが多い．

ファイルが根管の外弯側に擦れて進みにくくなっていることが推測できます．また，患歯ごとに治療戦略をもつことの重要性が理解できるでしょう[8]．

　診断時に根管形態のバリエーションを知ることができない診療環境では，最良の対処法で望むことが最善解と

レベルアップするための暗黙知

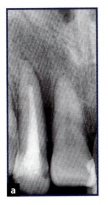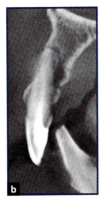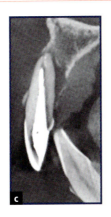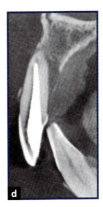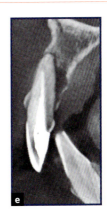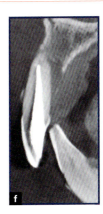

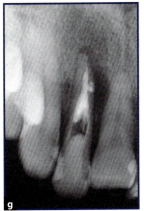

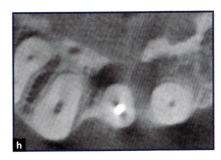

図5-2a～h 上顎側切歯は根尖部で弯曲していることが多く，根管治療ではトラブルが多い．トルクコントロールの概念を知らないで力任せに根管を拡大すれば，レッジ形成のトラブルが生じやすい．この症例の患者は，56歳の女性．抜髄後に合計17回根管治療を受けている．

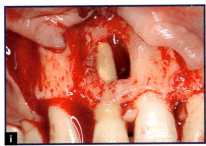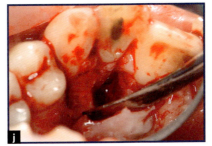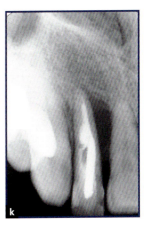

図5-2i～k 診断的治療を行い，歯根に破折線を認めた．

いえるでしょう．実体顕微鏡を使用した根管の探索が必要と考えるようにもなるでしょう．仮に，画像診断が進歩して，患歯ごとの根管系の複雑さが明確に診断できたとしても，最適の根管形成を実践できるかは別問題です．根管系のすべてを機械的に清掃することは困難です．「無菌の根管」をつくることは理想ではありますが，現実的ではなく，また必ずしも必要ではありません．最近では「根管系に細菌を封じ込める(entomb)」という現実的な「理論」が支持されています．細菌を象牙細管中に眠らせておく(葬る)という解釈です．「理論」は必ずしも「真理」とはかぎりませんが，実践的であれば正解の1つに挙げて良いと思います．

上下顎大臼歯について「解剖学的なランドマーク(目印)」が報告されており[9]，髄腔穿通や天蓋除去を行う際の参考値として利用でき，手指の感覚に頼る根管治療をサポートしてくれます(**図5-3**)．①上下顎大臼歯では，天蓋がCEJレベルにほぼ一致している．②歯髄腔の高さは1.5～2mmである．③咬頭から天蓋までの距離は

021

Part 1

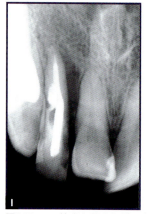
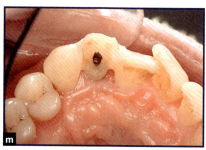
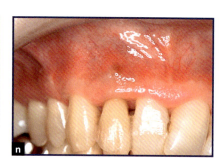

図5-2l～n　抜歯を薦めたが，患者の強い希望で保存的治療を行った（5か月後）．

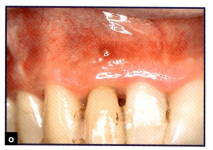
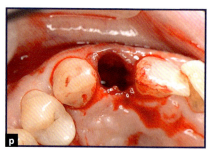
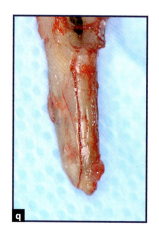

図5-2o～q　しかし15か月後には歯肉の腫脹と疼痛を理由に抜歯をした．

約6mmである．③は，髄腔穿通する際に髄床底穿孔（医原病）の防止に有効な知識です．

　もっとも，上記した論文の情報は抜去歯から得られたデータで，正確な患者情報（年齢，性別，全身疾患の有無など）は不明です．たいていの抜去歯は，矯正治療における便宜抜歯か歯周病が原因で抜歯しているので，データのバイアスがあるでしょう．歯を抜去した患者は，若年者（便宜抜歯）か高齢者（歯周病）だと思います．

　さらに，欧米の研究論文を読むときには，当然のことながら研究対象が欧米人の歯であることから，日本人を含めたアジア人のデータとは若干異なることも理解しておく必要があるでしょう．臨床研究ではつねに「バイアス」が存在しますが，歯内療法学における歯や歯髄の解剖に関する研究論文では，研究対象の歯が日本人，アジア人あるいは欧米やイスラム圏かを一応は確認したうえで利用すると良いでしょう．一般的には，①アジア人の歯は欧米人のそれに比較して歯髄腔が広い，②歯の長さがやや短い，③下顎第二および第三大臼歯では樋状根である確率が高い，④象牙質が硬い，と考えられています．

b．根管系の多様性

　加齢現象によって根管系の石灰化が進むと歯髄腔が狭窄して複雑な形態を呈します[10]．根尖孔の穿通や根管の拡大形成が困難なこともあります．慢性の歯髄炎症例や高齢者の根管治療時にしばしば遭遇します．加齢現象のなかには異常咬合によって歯痛（知覚過敏，歯髄炎）を生じて歯髄腔の狭窄が進んだと思われる症例をしばしば観察します．このような歯髄腔の形態変化は根管治療を困難にします．たとえば，根尖孔の穿通が困難でglide path形成に時間がかかるため根管形成の時間が長くかかります．天蓋除去したのちに根管口が見当たらないこともあります．医学と歯学は「自然に抗う学問」といえるかもしれません．歯科医師は自然に抗い治療の困難な患

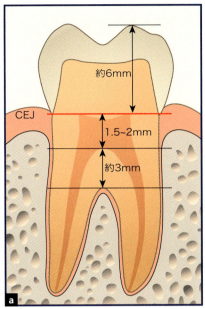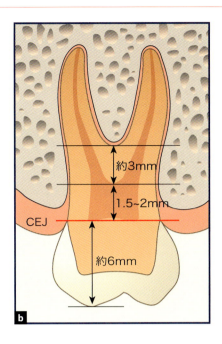

図5-3a, b 上下顎大臼歯の解剖学的なランドマーク（目印）．

歯の根管治療にもチャレンジすることが仕事です．

　根管治療に必要な知識があれば，診断と治療の一連の流れをイメージすることが可能になり，成功率が格段に上がるでしょう．無駄も減ります．たとえば，エックス線写真の読影力と日本人の歯の平均的根管長の知識があれば，根管長測定器を使用しなくとも根管長を1～2mm以内で予測することができるようになります．

　また，水平断面が楕円，板状や樋状（C型）である場合は，根管上部が類円形ではないため，上下運動に加えて水平方向へもファイル操作が必要になります．フィンやイスムスがある場合は超音波チップで削り，可及的に掻爬します．

　根管の断面が楕円型の根管の場合，根管の根尖部1/3の根管でも長径が短径の2倍の根管が25％程度存在します[11]．これら楕円の根管では，全周ファイリングによる根管壁の掻爬が容易ではありません．また，近遠心的な根管のテーパーは6°程度必要と考えられていますが，頰舌的には10°程度のフレアーがついていることもあります．

　医療被曝を勘案すると，現在の歯科用CTによる画像診断を恒常的に行って，根管の探索を行うのはまだ抵抗がありますが，複雑な根管系のイメージをもつためのトレーニングには非常に有効です[12]．

参考文献

1. システマチック根管治療—安全性・効率性・確実性の追求—．東京都歯科医師会雑誌．第54巻：第6-10号．
2. 木ノ本喜史　歯内療法 成功への道　臨床根管解剖—基本的知識と歯種別の臨床ポイント東京：ヒューロン・パブリッシャーズ，2013．
3. Vertucci FJ. Root canal anatomy of the human permanent teeth. Oral Surg Oral Med Oral Pathol. 1984；58(5)：589-599.
4. Yoshioka T, et al. Radiographic evaluation of root canal multiplicity in mandibular first premolars. J Endod. 2004；30(2)：73-74.
5. Miyoshi S, et al. Bifurcated root canals and crown diameter. J Dent Res. 1977；56(11)：1425.
6. Nagy CD, et al. A mathematically based classification of root canal curvatures on natural human teeth. J Endod. 2006；32(9)：813-2.
7. Pineda F, Kuttler Y. Mesiodistal and buccolingual roentgenographic investigation of 7,275 root canals. Oral Surg Oral Med Oral Pathol. 1972；33：101-110.
8. Slowey RR. Root canal anatomy. Road map to successful endodontics. Dent Clin North Am. 1979；23：555-573.
9. Deutsch AS, Musikant BL. Morphological measurements of anatomic landmarks in human maxillary and mandibular molar pulp chambers. J Endod. 2004；30：388-390.
10. 和田陽子，辻本恭久　エイジングと歯髄腔の容積変化　歯界展望．2011；117(1)：5-7.
11. Wu MK, et al. Prevalence and extent of long oval canals in the apical third. Oral Surg Oral Med Oral Pathol Oral Radiol Endod. 2000；89：739-743.
12. Plotino G, et al. Three-dimensional imaging using microcomputed tomography for studying tooth macromorphology. J Am Dent Assoc. 2006；137：1555-1561.

No.6 知識と思考過程の再構成

a. 暗黙知と形式知

　ハンガリーの哲学者であるMichael Polanyiは，自著のなかで「暗黙知」について触れています．「We can know more than we can tell（私たちは，言葉にできるより多くのことを知ることができる）」と語り，言語などの明示的・形式的表現では伝達不可能な知を「暗黙知」と呼んでその存在を指摘し，言語などの明示的・形式的表現での伝達が可能な知を「形式知」と呼びました．暗黙知を主観的で身体的な知であり，個人的（人格的）知識であると考えました[1]．

　野中郁次郎（一橋大学名誉教授）は暗黙知と形式知の相互作用による知の創造プロセスをモデル化した知識経営の第一人者です．イノベーションの本質は知識創造プロセスであると語り，イノベーションには日本独自の自己革新の方法論である「守・破・離」のプロセスをとることを主張しています．また，知識創造は主観と客観の往還運動であると語りました．

　人間には言語化できない知恵（＝暗黙知）があります．スポーツや将棋の世界における上級者の「勘」や「コツ」は暗黙知の代表です．バイアスがありますが，非常に有効な示唆を与えてくれるものが少なくありません．一方，EBMは形式知です．歯内療法についていえば，既存の教科書や実習帳（＝形式知）どおりにやってもうまくいかないことをわれわれはすでに十二分に経験ずみです．根管治療の技術的な部分の暗黙知が語られている書籍は皆無と言って良いでしょう．本書ではこの根管治療の暗黙知の部分を論理的に取り扱える言語化された知恵（＝形式知）に変換することを試みました．言葉で上手く表現できない部分は図表で表現することを心がけています．さらに，既存の形式知と暗黙知との相互作用によって，一段高いレベルで根管の拡大形成法を表現することも試みました．

　暗黙知は，われわれが経験を通して獲得した知識です．そのため，暗黙知は「経験知」とも言い換えられます．経験知は，われわれの経験と密接に結びついています．経験知とは，体験の良質な部分がいわば結晶化したものであり，形式知を経由しないで，それ自身で答えを出すことができる，独立した「知」の様式なのでしょう．「根管治療の経験知」をいかにして伝えられるかが本書の大きなテーマです．

b. 診断と治療のヒューリスティックス

　われわれは，歯科疾患を含めた複雑な現象を「単純化して考える」ことで，本来は複雑で難しい問題に対しても即座に回答を得るという「心理的なショートカット（＝ヒューリスティックス）」を日常的に用いています[2]．大きな支障にならない問題をいちいち取り上げて深く考えることは疲れるだけでなく，苦痛をともないます．しかし，ヒューリスティックスの結果として，「隠れた真実や真理」を見落としたり，判断が個人的な経験に引きずられることが日常茶飯事です．

　われわれは自分のかぎられた経験に基づいて，「独自の理論や対処法」をつくり上げる傾向があります．たとえば，自分が適切な治療ができない患者に出会うと，専門医に紹介できる環境でなければ，自分ができる範囲の医療行為を提供してその場をやり過ごすでしょう．また患者が歯周炎の急性発作を起こして救急来院した場合，洗浄と投薬を繰り返す歯科医師は多いと思います．歯周炎の治療をして患歯を治したという経験がないと，歯茎が腫れたら，投薬と洗浄という対処療法（一種のヒューリスティックス）でその場をやり過ごすのだと思います．

　根管治療においては，「FC貼薬は魔法の薬」「ファイルを90°ねじる」「無菌の根管をつくる」「リーマーダコができたら一人前」などが当てはまります．どれも誤謬です．これらは自分の経験や耳学問をベースにしており，エビデンスに乏しく，普遍的に通用するとは言い難い理論です．本書では既存の理論を疑うことの必要性を伝えたいと思っています．

　歯科医師になったのちの数年間に適切なトレーニングを行えていないと，年齢を経るに従って新しい治療法を

身につけることが難しくなるので，生涯にわたって同じ行為を繰り返すことになります．診断と治療のヒューリスティックスのレベルが低いままになりがちです．

同様に歯内療法の専門的な勉強やトレーニングを積んでいない歯科医師は，根管治療が不十分であっても補綴治療へ移行する傾向が強いと思います．一方，歯内療法の専門性の高い歯科医師は多くの患歯を根管治療で治せることを経験しているので，患歯を治そうと努力します．患者にとっては，後者の歯科医師がありがたいでしょう．診断と治療のヒューリスティックスのレベルを上げるためには自分の治療に専門性をもつことが大切です．専門性をもつ過程で上述したヒューリスティックスのレベルを高めることが可能です．

仕事柄，いろんな歯科医師と会うことがあるのですが，適切なトレーニングを受けていない歯科医師の診断と治療のヒューリスティックスは非常に浅く，説得力のある論理は存在せず，反射的であることが多いように感じています．

c．垂直思考と水平思考の統合

専門性のある垂直思考（論理的思考）にも問題はあります．ある学会において世界から歯内療法の専門家が集まりました．そのときに気づいたのが，「垂直思考」と「水平思考」を融合させる「統合思考」の重要性です．筆者は歯内療法学と歯周病学を専門にする教室に残り，大学病院では一口腔単位の治療を実践してきました．担当した患者に対しては，たいていは全顎的な診査を行い，一口腔単位の治療方針を立案して治療を実践してきました．歯内療法だけでなく，歯周治療，口腔機能回復治療および口腔インプラント治療を同時に行ってきました．

そうした臨床を実践してきた立場からすれば，この学会でみた歯内療法専門医の臨床は歯内療法学という垂直思考にすっぽりとはまり込んでおり，非常に狭い範囲の治療法のみを追求しているように感じました．根管洗浄に次亜塩素酸ナトリウムを20分作用させるとか，EDTA処理や抗菌剤の利用が重要だとか，根管洗浄を30分するとか，一部の内容を強調して話しているように感じました．歯科疾患は，細菌感染に加えて，生活習慣，歯列不正，咬合および医原病の修飾をうけている非常に複雑な現象です．歯内疾患に加えて，歯周病，顎関節症などが同一の患者に併発しています．普段から臨床におけるこの複雑な現象をより深く考察して対処することをトレーニングすることが重要だと考えます．筆者は非機能的咬合が歯痛，歯根破折や歯内疾患に影響を及ぼしていると考えて臨床をしています．

参考文献

1. マイケル・ポランニー，髙橋勇夫（訳）．ちくま学芸文庫 暗黙知の次元．東京：筑摩書房．2003．
2. Tversky A, Kahneman D. Judgment under Uncertainty: Heuristics and Biases. Science. 1974；185(4157)：1124-1131.

Part 1

No.7 経験を通して得られるもの

a.「経験」はもっとも難しいレッスン

「In teaching clinical field, experience is the most difficult lesson; without experience there can be no reliable intuition and thus no reliable art(臨床の領域で教える場合,経験はもっとも難しいレッスンである.経験がなければ,信頼に足る直観や治療技術は存在し得ない)」[1].

「Experience is the best teacher(経験は最良の教師である)」(ローレンス・ティアニー：カリフォルニア大学サンフランシスコ校内科学教授).

臨床経験とは単に臨床年数を意味するのではありません.経験から学び,そこから得た「直観的診断能力」や「パターン認識能力」および「治療における暗黙知」の形成に重要な役割を果たしていると思います.

教師が生徒に「知識」を伝授するのとは違い,ベテランや指導医が経験の足りない歯科医師を教える際に大切なことは,自分の成功体験と失敗体験をなるべく客観的に細分化して追試が可能なように伝えることだと思います.

歯内療法は歯科医師国家試験に合格すれば誰でもすぐに修得できるほど簡単な治療ではありません.専門的な勉強と治療技術の研鑽が要求されます.本書では,筆者の臨床経験を言葉とイラストと写真で伝え,追試して自分自身の治療技術に取り込むことができるように心がけています.治療のイメージをつかんだら,抜去歯や透明模型を使って繰り返し練習して自分の知識と技術として身につけてほしいと思います.

b. 筆者の臨床経験

筆者の行っている歯内療法の概略を説明します.原則として,根管内の感染源が生体の許容できるレベルまで減少できれば,生体の治癒力によって治癒の機転をとると考えています.現在は,JHエンドシステム[2]に準じて根管形成を行っています.大臼歯の抜髄や根管治療時のガッタパーチャの除去にはNi-Tiロータリーシステムを使用します.通常は,同じ根管を3回以上根管形成することはありません.2回が限度です.

根管形成後に根管が乾燥できたらなるべく早く根管充填を行います.単根歯では8割以上は即日根管充填をしています.理論的には,「根管」が原因であれば,原因を

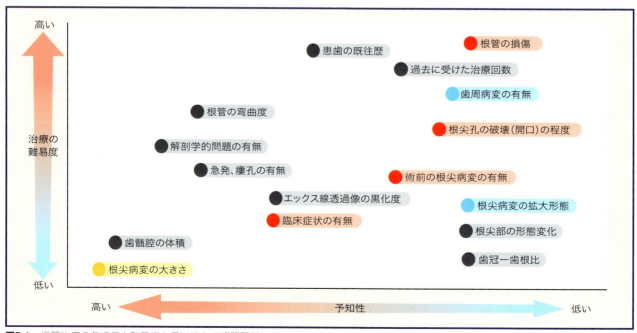

図7-1 根管治療の各項目を難易度と予知性との相関関係で示した.

レベルアップするための暗黙知

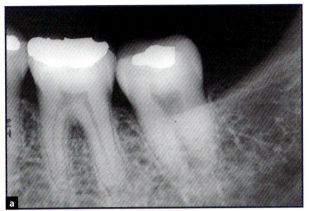
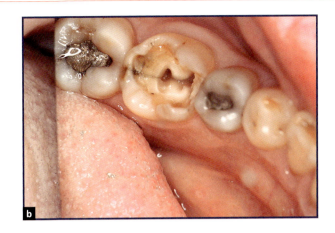

図7-2a, b　歯根にクラックを認めた感染根管.

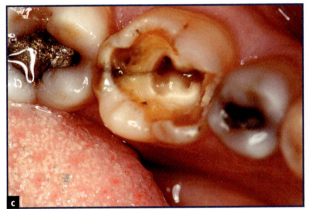
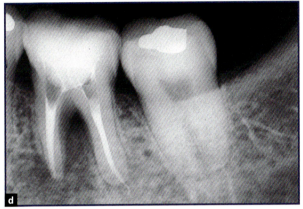

図7-2c　クラックが認められる.

図7-2d　根管充填直後のエックス線写真.

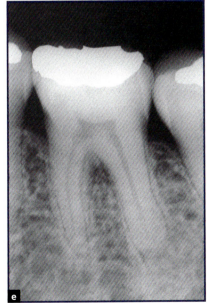
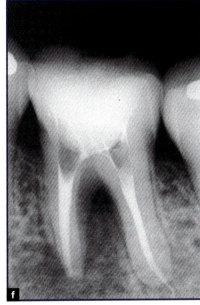

図7-2e　近心根周囲の透過像.

図7-2f　遠心根尖付近の弯曲.

除去しているので治癒します．根管治療後も根尖孔外でバイオフィルム感染が持続していれば外科的治療が必要になりますが，頻度は高くありません．
　根管の拡大形成を行って予後が悪ければ，①原因（細菌，その他）が根管外にも存在するか，②根管治療が適切でないか，③原因となる未治療根管が残されているか，④歯根破折しているか穿孔を疑います．たいていは①か④です．一方，自分の根管治療に自信のない人は②を考え，

Part 1

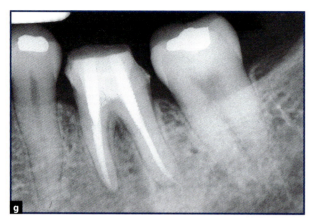

図7-2g　近心根周囲の透過像と遠心根尖付近の彎曲.

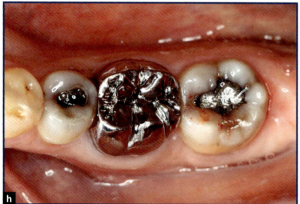

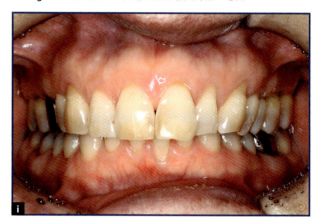

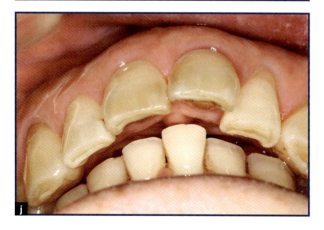

図7-2h〜j　術後の状態.

　無用な根管治療を繰り返す傾向があるようです.
　根管洗浄は次亜塩素酸ナトリウムと超音波洗浄器か亜音波洗浄器のルーティーを使用してファイルを交換するたびに行います．根管充填しても側枝にはあまりシーラーやガッタパーチャが入りませんが，それが原因で術後の経過が不良だったことはありません．
　治療間は根管の感染防止のために仮封をします．根管貼薬の薬効はあまり期待していません．歯科医師になって25年になりますが，FC（FG）やFC含有の根管貼薬剤を使用したことは一度もありません．根管貼薬する場合には，水酸化カルシウムを使用しています．EDTAは狭窄根管の拡大形成時に用いますが，スメアー層を除去することを意識して使ってはいません．
　根管治療の予後が悪い患歯に遭遇することがあります．術前に根尖病変ができている患歯や根尖孔が大きく破壊されて根管治療が何度も繰り返され，根管が感染を受けている患歯であることが多いです．歯根破折か穿孔を認める症例もあります．再根管治療のほとんどのケースに前医による「誤診」と「医原病」がかかわっています（**図5-2**参照）.

こうした患歯の根管治療の成功率は低いので，患歯のリスクを評価して治癒の期待できない治療を繰り返さないようにしています（**図7-1**）．再根管治療で感染源を除去できない症例には，外科的診断（surgical inspection）を兼ねた外科的歯内療法を適応します．短期的な予後は95％以上良好です（5年以内）．再根管治療自体が「診断的治療」になっていると考えることも可能でしょう．歯内療法を行う患歯には異常咬合の問題がある症例が非常に多いと思います（**図7-2**）．

　40代以上の患者で歯周病のリスクが低く，臼歯の根管治療と歯冠修復治療を何度も受けている患者では，非機能的咬合（ブラキシズム）の影響を考慮します．「削る治療」の誤謬で臼歯部咬合が低くなったために顎関節の顆頭が上後方に偏移して，全身症状（耳鳴り，頭痛，頸，肩の痛み）を訴える患者もいます．

　根管の乾燥には，綿栓とペーパーポイントを使用しています．拡大号数と同じ太さのペーパーポイントを3回程度根管に挿入して根管の乾燥を図っても排膿や出血が止まらずに根管が乾燥できなければ，水酸化カルシウムを貼薬して次回治療時に根管充塡します．通常は側方加圧根管充塡を行いますが，樋状根や根尖孔が破壊されている症例では垂直加圧根管充塡法を選択しています．

参考文献

1. Amsterdam M. Periodontal prosthesis. Twenty-five years in retrospect. Alpha Omegan. 1974；67（3）：8-52.
2. 平井 順，高橋慶壮．臨床歯内療法学　―JHエンドシステムを用いて―　東京：クインテッセンス出版．2005．

"Medicine is a science of uncertainty, and an art of probability."
(医学は不確実性を扱う科学であり，確率(可能性)のアート(治療技術)である)
— *William Osler*

Part 2

確かな根管治療
実践のための形式知

Part 2

No.8 根管形成の定義と術式

a. cleaning and shaping

根管の拡大形成は「canal preparation of root canal」の和訳です．Schilder は「mechanical sterilization」という言葉を使っています．しかし，「滅菌(sterilization)」は現実的には無理で，実際はファイルや回転切削器具で根管の内壁や象牙細管内の感染源(細菌バイオフィルムと起炎物質)を機械的および化学的に減少させているわけですから，機械的および化学的な消毒(disinfection)が妥当な表現ではないかと思います．

根管拡大により根管の内壁を可及的に全周にわたり機械的に掻爬して発生した切削片を根管外へ洗い流します．根尖孔外へ切削片を可及的に押し出さないように配慮が必要です．この根管の内壁を十分に掻爬することなく，感染源を残したまま FC(FG)貼薬を繰り返す誤謬が未だに繰り返されているようです(**図8-1**)．Schilder は根管治療について「cleaning and shaping」と述べています[1]．根管形成についてはほかにも優れたレビューが報告されています[2,3]．

根管治療は個々の歯牙で異なる形態を示す複雑な根管系に棲息する細菌群と細菌の産生物質を機械的および化学的に清掃して根管外へと洗い流し，生体に為害作用を及ぼさない状態にする一連の治療ステップです(**図2-2**参照)．上記の目標が達成できる術式であれば，基本的には臨床で使えます．これまでに手用ファイルを用いた根管形成法が20種類以上報告されています(**表8-1**)．

1990年代後半からは Ni-Ti ファイルが普及し，企業が参入して Ni-Ti ロータリーシステムが普及したためか，手用ファイルを用いた根管形成法は報告されなくなりました．

「効率」「慣れ」「コスト」「リスクヘッジ」など，いろいろな事項を勘案して自分の臨床に使用する根管治療のシス

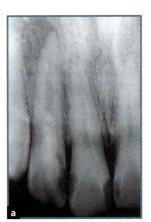
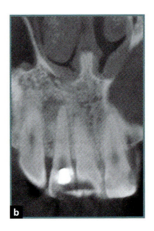
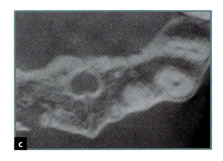
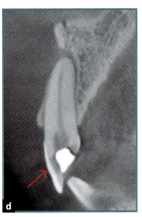
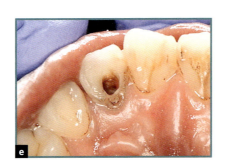

図8-1a：上顎右側側切歯の歯肉の腫脹が鼻下部まで拡がり治療を受けていても症状が改善しないと来院した34歳の男性．抜髄後に半年間FC貼薬が繰り返されていた．上顎側切歯は24mm．**b, c**：CBCT画像．**d**：CBCT画像から唇側歯質を過剰に切削している(赤矢印)．**e**：天蓋除去が不適切である．

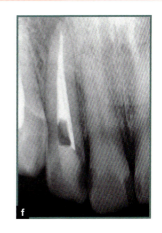
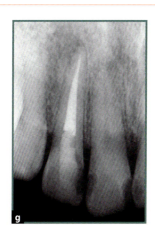

図8-1f, g　f：2回目に根管充填を行った．臨床症状は1回目の根管治療でほぼ消失した．**g**：術後3か月．根尖周囲の透過像が縮小している．

表8-1　これまでに報告された根管形成法

年	報告者	術式	年	報告者	術式
1961	Ingle	根管治療の標準化	1984	Morgan	crown down pressureless technique
1969	Clem	step-back technique	1985	平井 順	JHエンドシステム
1974	Schilder	serial preparation technique	1985	Roane	balanced force technique
1975	Weine	ラスピング運動とフレアー形成を推奨	1987	Ahmad	modified ultrasonic technique
1976	大津晴弘	オピアンキャリア法	1989	Wildey	Senia-Widley instrumentation technique
1978	大谷 満	オブチュレーションシステム	1991	Buchanan	standardized-taper root canal preparation
1980	Martin	超音波振動による根管形成	1991	Fava	modified double-flared technique
1980	Abou-Rass	anti-curvature filing method	1992	Saunders	modified double-flared technique
1980	Marshall	crown down pressureless technique	1994	Torabinejad	passive step-back technique
1982	Goerig	step-down technique	1996	Schafer	combined technique with BF and reaming motion
1983	Fava	double-flared technique			

テムを選択すれば良いと思います．もっとも，選択肢が多いということは，自由である半面，どのシステムを採用するか悩むかもしれません．日本の歯内療法の現状を鑑みると，低コストで効率が良く，汎用性が高い術式が理想でしょう．

　治療ステップは歯冠部分の形成（髄腔穿通，天蓋除去，軸壁形成，根管口の確認，エンド三角の除去）および根管の形成（根尖孔の穿通，glide path形成，根管長の決定，アピカルシートの形成，フレアー形成，再帰ファイリング，根管洗浄）から構成されます．

　このPart 2では根管治療のレベルアップに必要な術式の細部について詳しく解説していきます．神は細部に宿る（God is in the details）と言います．根管治療は単純作業ではないことを理解していただけると思います．

b．JHエンドシステム

　本書では，基本的にJHエンドシステムの術式に沿って各治療ステップの進め方やチェックポイントを解説しています[4]．JHエンドシステムでは，しなり度の高いジッペラー社のKファイルで根管の根尖側1/3の弯曲部分の根管形成を行い，根管の直線部分は，根管拡大用に設計された回転切削器具（**図8-2**）で根管壁を一層切削して拡大形成します．生理学的根尖孔の1mm上方にア

Part 2

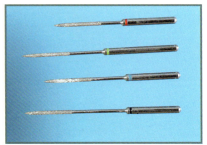

図8-2 エンド専用バー.

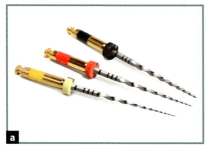

図8-3a, b　a：Wave one ファイル®（デンツプライ三金株式会社）．b：X-スマートプラス®（デンツプライ三金株式会社）．

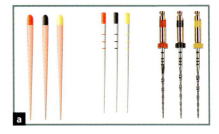

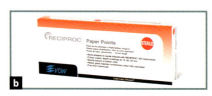

図8-4a, b　Reciproc®（株式会社茂久田商会）．

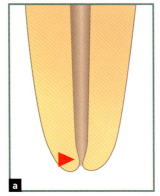
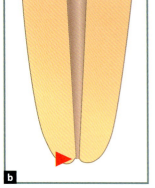
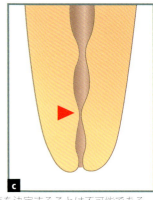
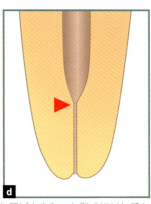

図8-5a〜d　根尖の狭窄形態が多様であるため根管長測定器で最狭窄点を決定することは不可能である．またアピカルシート形成に対しても異論・反論がある．**a**：典型的な根尖形態，**b**：テーパー型，**c**：マルチ型，**d**：パラレル型

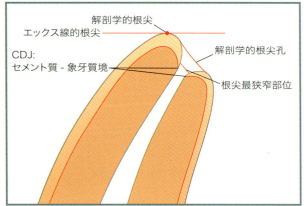

図8-6　生理的根尖孔＝最狭窄部位＝CDJに反論がある（**図16-1**参照）．

ピカルシートを設定し，根管には6°程度のフレアーを付与します．根管の拡大方向は根尖から根管口方向です．

亜音波洗浄器のルーティーに剛性の高いマニー社のKファイルを取り付けて，ファイル先端部をしならせてアピカルシート上の根管壁を全周ファイリングします．

ルーティーを注水下で使用するため，根管内の洗浄効果が期待できます．アピカルシート部の拡大ごとに切削片を根尖部に詰めないように再帰ファイリングを行います．Kavoのチェアーであればタービンの回転数とトルクを調節できますが，国産のチェアーではフットペダルの踏み具合でタービンの回転数を制御するため，フットペダルの踏み方の練習も必要です．手用ファイルを用いていますが，旧来の古典的な術式に比較して，根管本来の形態を保持した根管拡大が可能で，根管拡大の効率にも優れています．

c．Ni-Ti ロータリーシステム

1990年代に登場したNi-Tiロータリーシステムも第四世代（欧米では第五世代）に進化をとげ，完成度が上がっています．ただ，大臼歯の細くて弯曲している根管には

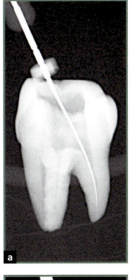
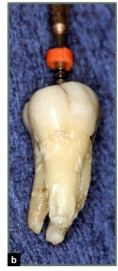
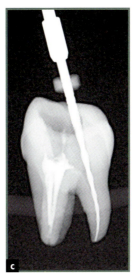
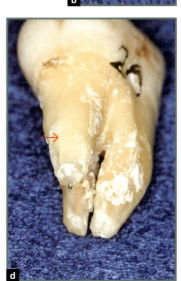

図8-7a〜d 手用ファイルでは根尖孔を穿通できなかったため，Ni-Tiロータリーシステムで穿通を試みたところ根尖方向へ過度な荷重が加わり歯根破折した抜去歯（研修医がエンド道場で行った）．**a**：手用ファイルでは穿通できなかった．エックス線写真状で2mm程度上方で止まっている．**b**：Reciproc®で穿通できた．**c**：図bのエックス線写真．**d**：穿通できたが歯根破折を生じた（赤矢印）．

適していますが，根尖口が破壊されている根管や樋状根には不向きでしょう．適応症はかぎられています．

ファイル1本で根管拡大が可能なWave oneファイル®（**図8-3**）やReciproc®（**図8-4**）はこれまでの「回転切削運動」ではなく，balanced force techniqueを模倣した「時計（50°）＋反時計回転（170°）」の往復運動（レシプロ運動）によって根管拡大するシステムになっています．症例を選べば根管拡大が効率的に行えます．ただし，glide path形成までのステップは従来の根管形成法と同様で，この治療ステップで躓くことが少なくありません．

Ni-Tiロータリーシステムでは，根管を拡大する方向が根管口から根尖孔方向（step down法またはcrown down法）です[5]．Ni-Tiファイルはステンレス製ファイルに比較してファイル先端部の切削能力が低いため，「ア ピカルシートの形成」はできません．もっとも，アピカルシートの形成が根管治療で不可欠というわけでもありません．かつては「生理学的根尖孔」イコール「最狭窄部位」イコール「セメント質―象牙質境」と定義されていましたが，実際には生理学的根尖孔を特定することが不可能であると報告されてからは，「生理学的根尖孔の決定」と「アピカルシート形成」の治療ステップが疑問視されています（**図8-5, 6**）．しかし，従来の術式でも臨床的には何ら問題はありません．根管形成の「理論」には一応の評価方法がありますが，物理や数学のように厳密に計算して解を出すような理論ではないと思います．また，臨床の場で再現できなければ意味がないので，なるべく簡便に再現できる方法が推奨されます．

Ni-Tiロータリーシステムはこの点で優れていますが，

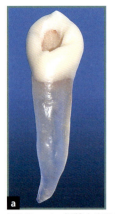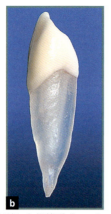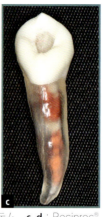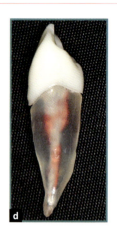

図8-8a〜d 根管本来の三次元形態を保持した根管形成．**a, b**：JHエンドシステム．**c, d**：Reciproc®．

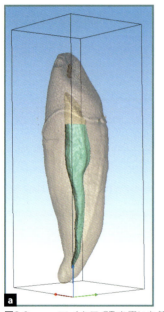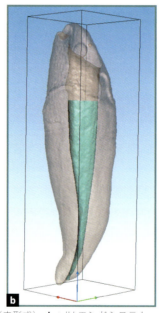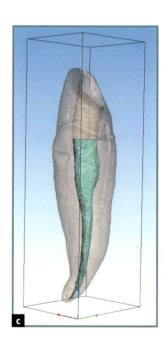

図8-9a〜c マイクロCTを用いた解析．**a**：Control（未形成）．**b**：JHエンドシステム．**c**：Reciproc®．

切削能力が高い分，手用ファイルに比較して根尖孔を破壊するリスク（**図8-7**）とファイルが破断する確率が高いことを認識しておく必要があります．また手用ファイルを使用した方法に比較して，複雑な根管系の内壁にファイルや器具を接触させて掻爬できる割合が低いことが短所と言えるでしょう（**図8-8, 9**）．

最近では，器具が接触できない根管内面，イスムスおよびフィンに付着するバイオフィルムを化学的に除去することを目的にした「根管洗浄」の効果が注目されています．とりわけ，Ni-TiロータリーシステムではNi-Tiファイルで根管の内壁を形成できる割合が低いことを補うために根管洗浄のステップが重要視されています．しかし，治療時間をコストと考えれば，たとえ形成時間が短くても，根管洗浄にかなりの時間がかかるのでは，トータルで考えた際のメリットの評価は医院ごとの状況によって変わるでしょう．また根管洗浄に次亜塩酸ナトリウムを使用するので，多量に長時間作用させると象牙質表面の有機物を溶解するため，レジンの接着強さが低下します．支台築造時の根管内壁の歯面処理と封鎖性についても検討が必要です．

d. self-adjusting file（SAF）

最近，self-adjusting file（SAF）をイスラエルの会社が開発しました[6]（**図4-2**参照）．Ni-Tiロータリーシステムとは異なるコンセプトをもったシステムです．従来のNi-Tiロータリーシステムに比較して，板状根管であっても根管の形態にファイル自体が適合して根管の拡大形

確かな根管治療実践のための形式知

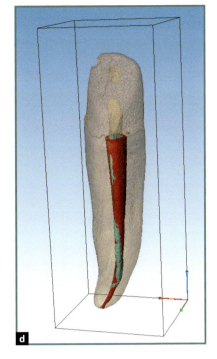
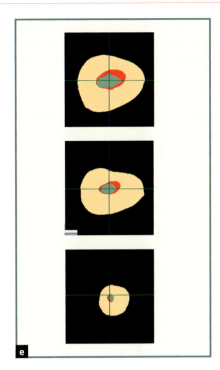

図8-9d, e 根管形成前後の根管形態の変化．青色は術前の根管形態．赤色は術後の根管形態．**d**：マイクロCTを用いた解析．根尖孔の上方内弯側の根管壁が掻爬できていない．**e**：水平断．

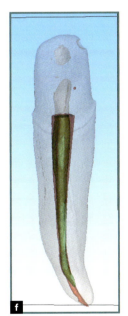
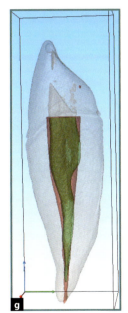
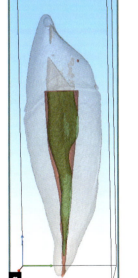

図8-9f, g Control（術前：緑色）とJHエンドシステム（術後：赤色）の根管形態の重ね合わせ．

図8-9h, i Control（術前：緑色）とReciproc®（術後：赤色）の根管形態の重ね合わせ．

成が可能というのが特徴です．ファイルの上下運動で歯質を切削しますが，手ではコントラエンジンのヘッド部分の固定が容易ではないのでファイルの先端が上下動するだけでは歯質を効率的には切削できないと思います．

参考文献

1. Schilder H. Cleaning and shaping the root canal. Dent Clin North Am. 1974；18：269-296.
2. Buchanan LS. Paradigm shifts in cleaning and shaping. J Calif Dent Assoc.1991；19(5)：23-26, 28-33.
3. Ruddle CJ. Current concepts for preparing the root canal system. Dent Today.2001；20(2)：76-83.
4. 平井 順，高橋慶壮　臨床歯内療法学 —JHエンドシステムを用いて—．東京：クインテッセンス出版，2005．
5. Ruddle CJ. Shaping for success...everything old is new again. Dent Today. 2006；25(4)：120, 122-127.
6. Metzger Z, et al. The self-adjusting file(SAF). Part 1: respecting the root canal anatomy--a new concept of endodontic files and its implementation. J Endod.2010；36(4)：679-690.

No.9 根管の拡大形成法

a. マニュアルどおりにはいかない

根管治療の結果は各治療ステップのかけ算の総和であり，方法論はたいてい複数存在します．手用ファイルとNi-Tiロータリーシステムの利点を理解して患歯ごとに両システムを使い分けることも一案です．根管に応じて戦術を変えても良いでしょう．たとえば，若年者で前歯の場合，高齢者で根管が狭窄している場合，再根管治療の場合，おのずと戦術は異なります．

これまでに20種類以上の拡大形成法（**表8-1**参照）が報告されましたが，Ni-Tiロータリーシステムが開発されてからは，手用ファイルを用いた根管の拡大形成法が報告されなくなりました．Ni-Tiロータリーシステムは歯科産業界にとってビジネスとして有望で，個人の理論と経験に基づいた根管形成法よりも操作が簡便で，海外では広く普及しています．Ni-Tiロータリーシステムが普及しているのに，これまでと変らず手用ファイルを使用した根管治療を行うのは「電気自動車の走る時代に人力車を引くようなもの」と揶揄する先生もいます．

しかし，文明の利器は便利ですが「凶器」にもなります．たとえば，自動車の普及に正比例して自動車事故が増え，日本では糖尿病患者数が激増しました．「便利」「簡単」「誰でもできる」は魅力のあるキャッチフレーズですが，隠されたリスクが潜んでいることを知らなければなりません．

たとえば，近代歯科医療用器具の代表とも言える「エアータービン」は100年間で咬耗する歯質量を1分間で切削できる機器（凶器）ですが，診断と使い方を間違えれば顎関節症患者を量産します．

Ni-Tiロータリーシステムが複雑な根管系，たとえば，楕円の根管，板状根管および樋状根管の根管壁を掻爬できる割合が手用ファイルよりも低いこと，根管本来の形態を保持した拡大形成ではなく，ファイルの特性と動きに合わせた根管拡大になっていることを熟知して使用すると良いでしょう．根管形態のバリエーションの大きさや35%以上の根管壁にファイルがまったく触れられていなかったことから，Ni-Tiロータリーシステムによる機械的拡大の限界が指摘されています[1]．

各メーカーの作成したマニュアルに従って，「お料理番組」のようにファイルを順番に交換して機械を操作し，透明ブロック内の根管を形成するだけではなく，板状根管や樋状根（**図9-1**）を形成してみると，根管の内壁をあまり掻爬できていないことがわかると思います．

Ni-Tiファイルは直径が太くなるとファイルのしなり度が下がるため，ファイル先端が最大で#35あるいは#40です．そのため，根管壁が過剰に削られたり，根尖孔が破壊された患歯の再根管治療には不向です．抜髄か手抜きの根管治療をされて感染根管になっている大臼歯が一番良い適応症です（**図9-2**）．再根管治療が8割以上といわれる日本では，適応となる患歯は少ないでしょう．要は，適応症がかぎられます．

もっとも，再根管治療において，ガッタパーチャの除去には非常に便利です．一度使用するとクロロホルムなどの溶解剤を使用する気が起きなくなるでしょう．また，アピカルシートの形成ができないため，ISO規格の02ガッタパーチャを使用した従来の側方加圧根管充填法ではなく，Ni-Tiファイルのテーパーに合わせて製作されたガッタパーチャを使用するか垂直加圧根管充填法を適応します．

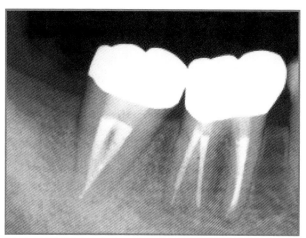

図9-1 樋状根のデンタルエックス線写真．

確かな根管治療実践のための形式知

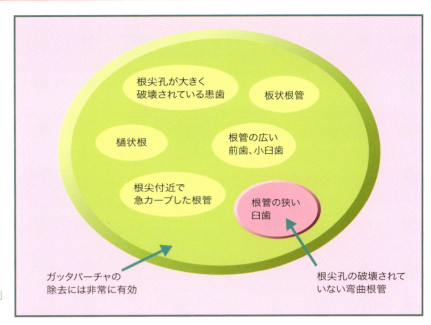

図9-2 Ni-Tiロータリーシステムの適応症例はかぎられている.

b．手用ファイル vs Ni-Ti ロータリーシステム

　日本人向けの根管形成法はどのようなシステムでしょうか．日本の現行の保険診療には①汎用性が高く，②安価で，③ファイルの根管内破折の起こりにくいステンレス製手用ファイルと根管洗浄器の組み合わせが第一選択になるでしょう．日本人は欧米人に比較して食事で箸を使うことからも手先が器用な傾向があると思います．

　欧米人に比較して日本人の歯の長さは短く歯髄腔が広いという特徴があり，Ni-Tiロータリーシステムの適応症はかぎられます．根尖孔のサイズが#20のNi-Tiファイルでは根尖付近の根管表面に器具が接触しておらず，根管のcleaningが不十分な可能性があります[2]．もっとも，時間が一番のコストですから，Ni-Tiロータリーシステムを適応可能な症例に対して積極的に使用することのメリットはあります．また，手用ファイルとの違いがより良く理解できると思います．

　まずは根管治療の定石といえる知識を学び，手用ファイルで根管形成ができるようになってからケースを選んでNi-Tiロータリーシステムへと術式の幅を広げることを推奨します．

参考文献

1. Peters OA, et al. Effects of four Ni-Ti preparation techniques on root canal geometry assessed by micro computed tomography. Int Endod J.2001；34：221-230.

2. Paqué F, et al. Effects of root canal preparation on apical geometry assessed by micro-computed tomography. J Endod. 2009；35：1056-1059.

No.10 根管の拡大形成法のポイント

a．歯冠部の形成

根管の拡大形成の解説では，根管形成を「歯冠部」「根管の直線部分」および「根尖側の弯曲部分」の3つに分けて論じることが多いようです[1,2]．歯冠部分の根管形成には，髄腔穿通，天蓋除去および軸壁形成が含まれます．通常直線的な根管は3％程度しか存在しないため根管は「Jカーブ」と仮定して考えます．「Cカーブ」や「Sカーブ」は歯冠部の軸壁形成によって「Jカーブ」に変えることが可能であり，根管形成も容易になります．

また歯冠部分における歯髄腔への穿通，天蓋の除去，軸壁形成による根管口へのスムーズなファイルの誘導がそののちの根管治療に影響します（図10-1）．ファイルを容易に根管口に挿入できるか否かが決め手です．

b．根管の直線部分

根管の直線部分とは，根管上部でファイルを根管口に挿入してから根尖孔方向へ抵抗なくファイルを進めることができる部分と定義できるでしょう．この部分は回転切削器具による根管の内壁形成が可能であり，効率良く内壁を拡大形成することが可能です．外部吸収や前医の治療で根尖孔が大きく破壊されているケースではファイル先端が根尖孔外まで容易に到達し（図10-2），根尖周囲組織を損傷するために注意が必要です．歯質を過剰に切削するリスクを回避するためには，回転速度とトルクを下げて，エンドバー（図8-2参照）で根管内壁を一層切削します．回転速度やトルクを制御できれば理想的です．

c．根尖側1/3の根管形成

根管はたいてい根尖側1/3部分で三次元的に弯曲しているため，根管本来の形態を損なわない根管形成を目指します[3]．実体顕微鏡を使用しても根尖側1/3の根管の内壁をみることはできません．「理論」と指先の「触覚」を利用してこの部分を拡大形成します．

「トルクコントロール」「apical patency」「フレアー形成」「全周ファイリング」が根尖側1/3の根管形成に必要な「理論」です．「理論」は必ずしも「真理」とはかぎりませんが，結果のともなった理論は信頼できます．

弯曲度が強いほど根管拡大が困難でレッジができやすく切削片が詰まりやすい傾向にあるので，アピカルシートの位置を生理学的根尖孔の1mm上方に固定せず，弯曲が強い根管では1.5mmや2mmに上げることも検討する必要があるでしょう．

Omariは8種類の根管形成法で根管の拡大形成を行い，根管に切削片を詰める確率や根尖孔から押し出される切削片の量を比較しましたが，ファイリング運動によって根尖孔からもっとも多量の切削片が押し出されることや，balanced force techniqueが切削片の押し出す量が最少であることが報告されています[4]．

手用ファイルを使用する術式であっても，Ni-Tiロータリーシステムを使用する場合であっても，根尖孔の穿通，glide pathの形成，根管長測定までの治療は手用ファイルで指先の感覚（触角）を頼りに行っています．この治療ステップの成否がそののちの治療ステップに大きく影響します．図10-3に示したのが主なファイル操作法です．anti-curvatureはレッジ防止に有効です．

ファイルを右回転すると，根管壁に溝を形成しながら根尖方向へ進みます．ファイルに力を入れて回しすぎると，外弯側にレッジを形成し，つぎの号数のファイルが根尖孔へ到達しにくくなります（過度の回転運動で，アワーグラス状を形成する）．

d．患歯はなるべく咬合させながら治療する

歯冠部を平らになるまで切削してから歯髄腔へ穿通する術式があるようです．「根管治療後の失活歯は最低でもアンレーになるので，歯冠部を平らに切削すれば良い．そうすれば，根管長測定時にストッパーを合わせやすい」というもっともらしい理論が構築されています．歯内療法学における垂直思考を進めた結果の誤謬といえる

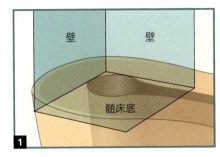
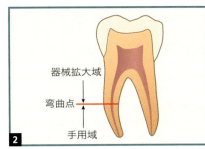

図10-1　Mouse hole 効果.
図10-2　根管の直線部分の拡大.

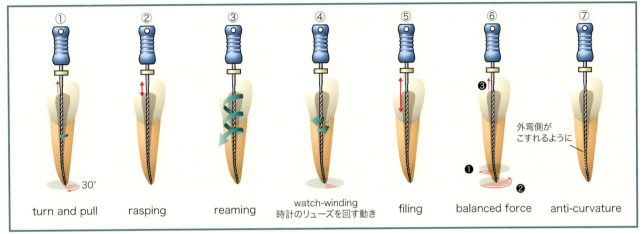

図10-3　ファイル操作.

でしょう．軸壁形成と根管とを移行的に形成するためにファイルのしなりを利用することで根管の形態を保持した根管拡大が容易になることや「咬合」のことを考慮していません．

また，もしも根管治療が長引けば，対合歯が挺出し，隣在歯が傾斜することについて歯内療法学の教科書には何ら説明がありません．さらに，弯曲根管の根管形成においては，20〜23mm程度の作業長があるほうが根管の弯曲を維持して根管形成が行いやすいのですが，残根状態の患歯では，作業長が11〜13mm程度で，ファイルのしなりを利用して根管の形態を維持した根管形成が行いにくく，直線的な根管形成になりがちです．

根尖孔付近の弯曲部の形成も難しくなるため，外弯側にレッジを形成するリスクが高まります．筆者は，咬合に問題があって患歯に歯痛やクラックが生じてしだいにう蝕が進行するケースが多いと考えているので，咬頭をなるべく削合せずに，患歯には適度な咬合圧が加わるように配慮しています．

歯根膜に適度な咬合圧が加わるほうが治癒は早いと考えています．患歯の咬合面を削合して対合歯と咬合させない術式では，患歯が根尖周囲の炎症反応によって挺出していたり，対合歯や隣在歯が移動して咬合関係が狂います．咬合由来の歯痛，う蝕，歯髄炎のケースでは，この傾向が顕著で，もともとパラファンクションが存在しているためにクラックや歯冠破折および歯痛が生じたり，歯髄炎に罹患すると考えています．ただし，自発痛を訴えるような急性炎症を呈している場合，咬頭を削合して次回来院時まで安静を図ることがあります．その際は，咬頭嵌合位でのみ咬合させ，側方運動時の咬合接触を避けるように調整します．

参考文献

1. 大谷　満．大谷エンドドンティクス．東京：第一歯科出版．1996.
2. Augusto Pecchioni．エンドドンティクスの実際　大谷　満，小宮徳次郎(監訳)．東京：クインテッセンス出版．1983.
3. Yu DC, Schilder H. Cleaning and shaping the apical third of a root canal system. Gen Dent 2001；49：266-270.
4. al-Omari MA, Dummer PM. Canal blockage and debris extrusion with eight preparation techniques. J Endod. 1995；21：154-158.

No.11 歯冠部分の形成

a. 軟化象牙質の徹底的な除去

　感染源(細菌)の最大量を占めるう蝕(**図11-1**)を確実に除去して根管内への細菌感染を防止し、仮封後に細菌の微小漏洩を防止するために必須の治療ステップです。軟化象牙質を徹底的に除去するのが歯科臨床の鉄則です。

歯肉縁下う蝕を認める場合、軟化象牙質を完全に取り除いてからエックス線写真を撮影して治療法を検討します。露髄しそうな場合は例外で、間接覆髄を適応します。

　卒前教育で最初に習う内容ですが、ラバーダム防湿を行っているにもかかわらず軟化象牙質(細菌の塊)を取り残した状態で根管治療を行っているケースをみかけます。

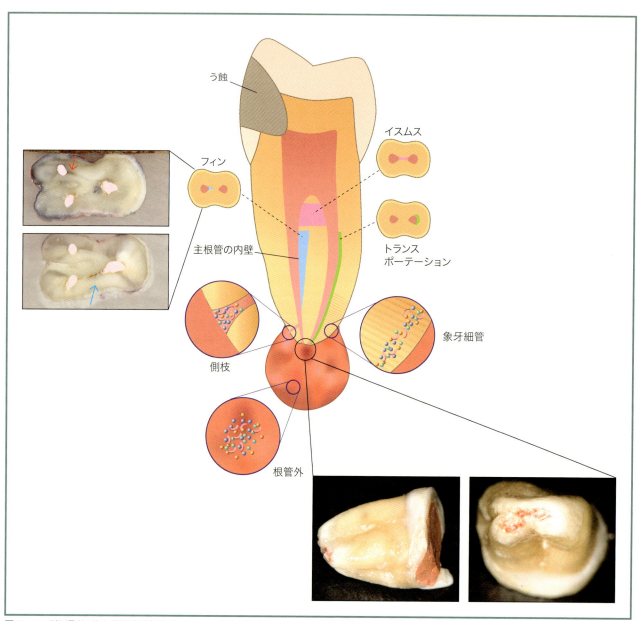

図11-1　感染源(細菌と代謝産物)の量。フィン(赤矢印)やイスムスの細菌の消毒は困難である。また適切な検査がない。フィンの感染源が残存している(青矢印)。さらに根尖孔が大きく破壊されていることもある。

確かな根管治療実践のための形式知

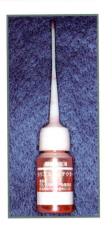

図11-2 caries detector.

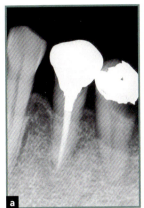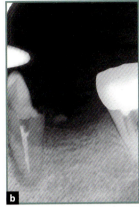

図11-3a, b 患者は65歳の男性．歯肉縁下う蝕部を歯肉縁上に移動させる．a：下顎左側第二小臼歯にう蝕と根尖部透過像を認める．b：感染根管治療即日根管充填時．

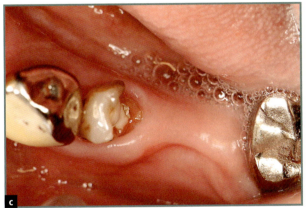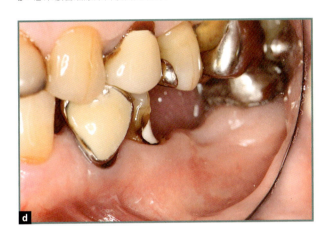

図11-3c, d 歯槽骨切除を行う直前の状態．

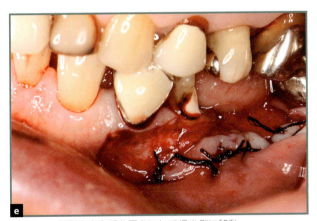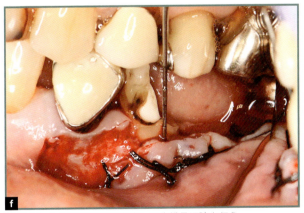

図11-3e 頰側歯肉を部分層弁にして根尖側に移動．

図11-3f 生物学的幅径を考慮して歯槽骨切除を行う．

　細菌を根管に混入してしまう，あるいはう蝕を取り残せば仮封が適切にできないために治療と治療の間に細菌が根管に微小漏洩することを考えていないのでしょう．適切な「守」が学べていない好例と言えます．
　「軟化象牙質を除去する感覚」を身につけるには，「よく切れるスプーンエキスカ」を使用して軟化象牙質を「掻爬」してみると良いでしょう．切れないスプーンエキスカを使用してはいけません．爪が楽に切削できるのが目安になります．臨床的には，う蝕検知液（図11-2）で軟化象牙質を染色して明視化します．薄いピンク色の部分が少し残っても良いといわれています．
　コントラエンジンにラウンドバーを装着して低速回転

043

Part 2

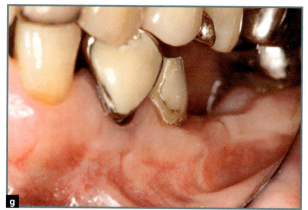

図11-3g レジン築造後．歯質が歯肉縁上に出ている．

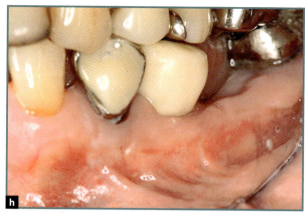

図11-3h プロビジョナルレストレーションを装着して咬合させる．

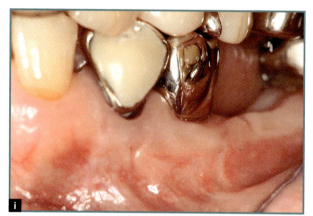

図11-3i 最終補綴物を装着後の状態．

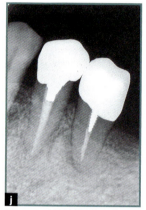

図11-3j 最終補綴物を装着後のエックス線写真．

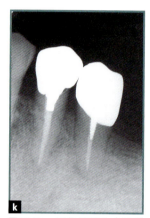

図11-3k 最終補綴物を装着7か月後のエックス線写真．

(500〜1,000回転程度)で軟化象牙質を除去します．ラウンドバーは先端の直径が大きいものから小さいものへと交換していきます．う蝕検知液で染まらなくなってからつぎの治療ステップへ進みます．

残存する象牙質には細菌が存在しているという報告が多いため，殺菌と象牙質の軟化を期待して次亜塩素酸ナトリウムをう蝕部に1, 2滴滴下して掻爬することもありますが，次亜塩素酸ナトリウムを口腔内へ洩らさないように十分に注意しなければなりません．根管治療の偶発症でもっとも多いのが，次亜塩素酸ナトリウムによる皮膚のやけどや衣服の変色です．ラバーダム防湿が有効です．

b．歯肉縁下う蝕があり，ラバーダム防湿ができない患歯の治療

インレーやフルメタルクラウンが装着されている患歯では，修復物を除去した際に二次う蝕に罹患していることが少なくありません．米国では「クランプのかからない患歯はラバーダム防湿ができないので適切な根管治療が行えないため抜歯する」という治療方針が通るようですが，日本ではまだ難しいでしょう．歯肉縁ぎりぎりのう蝕を除去して歯肉縁下に達すると，「フェルール効果」と「生物学的幅径」を維持するために「歯槽骨切除」が必要になります．

「クランプのかからない患歯」を「クランプがかかる患歯」に変える方法が3つあります．

まずう蝕を除去したのちに頬側であれば部分層弁を形成し，歯肉弁を根尖側に移動したのちに歯槽骨切除を行い，付着歯肉を維持しながら生物学的幅径を確保します．はじめに根管治療をすることもあります(図11-3)．歯周外科治療の経験がない術者は専門医に依頼すると良いでしょう．しかし，専門医の数が少ないことと，歯槽骨切除の診療報酬が低いのが問題です．また隣接面う蝕の場

合，部分層弁の形成はできませんから，歯肉弁を開けてから歯槽骨切除を行います．生物学的幅径とフェルール効果を勘案すれば，骨縁上から歯質まで3〜4mm程度の距離が必要です（**図11-3f** 参照）．

つぎに，患歯を矯正治療で挺出させてから根管治療を行う方法があります．しかし，「歯冠―歯根比」が小さくなるのと，挺出にともない歯根膜に引っ張られて歯槽骨も上がってくるため，結局は骨切除を併用することになりがちです．治療期間も長くなります．治療費を患者に自己負担してもらう必要があります．

最後の方法は surgical extrusion により患歯を意図的に脱臼して，3〜4mm 上方で隣在歯と固定して治癒するのを待ちます．歯根破折や歯根膜を損傷するリスクがありますが，治療期間が短縮できます．単根歯が適応になるでしょう．

上記したいずれの治療法にも共通することは，再治療には手間暇がかかるだけでなく，治療の難易度も上がるということです．いずれの方法を選択するにしても，患歯の状態が悪い場合，治療内容が増えるので治療に費やす時間と費用がかかることを患者に伝える必要があるでしょう．

No.12 歯髄腔へのアプローチ

a. 髄腔穿通

歯髄腔へアクセスする最初のステップです．前歯と臼歯では穿通方向が異なります．穿通には細くて刃部の短いバーが適しています（**図12-1**）．歯冠形成用バーはダイヤモンド部が長いので，切削時の摩擦抵抗によって手指にかかる圧が高くなり，タービンヘッドを強く握って歯質を切削すると，歯髄腔へ穿通するときに手に加わっていた切削圧が軽減する感覚（フッと軽く抜ける感じ）を得にくいことや髄床底を削るおそれがあるので通常は使用しません．適切なバーがない場合には注意して使用する必要があるでしょう．

切削時の注意点は，強圧を加えないで操作することです．「ペッキング運動（鳥がくちばしでものを突っつく運動）」あるいは「ポンピング動作」で行います．予測と異なる場合には，ラバーダムなどで誤飲防止を確実に行い切削した部位にバーを入れてエックス線写真で確認するのも良いでしょう．「6mmルール」をつねに意識しておきます．

b. 天蓋除去

軟化象牙質（感染源）を除去するとともに「軸壁形成」へつなげるための治療ステップです．天蓋が十分に除去できていないと根管口を直視できないため[1]，ファイル操作が困難になります．さらに，拡大を進めていく過程でファイルの上方部が根管内壁とこすれるようになり摩擦抵抗によってファイル操作が適切に行えないことがあります．う蝕から歯髄炎に進行している場合，まずう蝕部分から切削除去し，露髄した部分から天蓋部の歯質を切削します．軟化象牙質がある場合には，う蝕検知液で明示して確実に除去します．う蝕のない場合には，最初に髄腔穿通を行います．歯髄腔へ穿通後にバーを平行方向に移動させ，アンダーカット部が残らないように天蓋を除去します．

エックス線写真から，歯髄腔へ穿通するまでの歯質削除量を予測します．通常は6mm程度です．歯髄腔は平均して1.5〜2mmですが，高齢者あるいはう蝕による歯髄腔が狭窄している症例は狭くなっているため6mm以上切削しても歯髄腔に穿通した抜ける感覚がなかった場合には，誤って髄床底を切削しないように確認しながら行います（**図5-3**参照）．使用しているバーの先端から6mmの位置を意識し，エックス線写真から天蓋までの距離を予測しておくことも重要です．

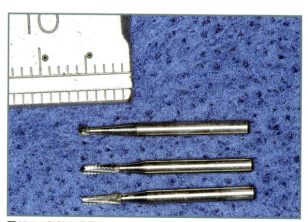

図12-1 髄腔穿通用のバー．

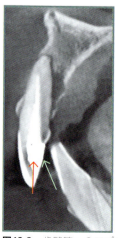

図12-2 歯髄腔へのアプローチ．従来の歯髄腔へのアプローチ（緑矢印），米国での歯髄腔へのアプローチ（赤矢印）．

確かな根管治療実践のための形式知

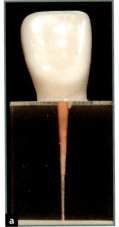
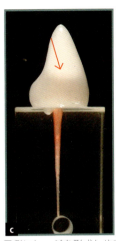
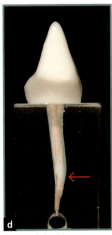

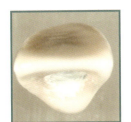

図12-3 従来の天蓋除去時の形態.

図12-4a〜d 通常の髄腔穿通をした場合（図c：赤矢印），唇側にレッジを形成しやすい（図d：赤矢印）.

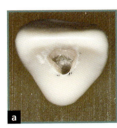
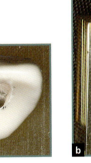
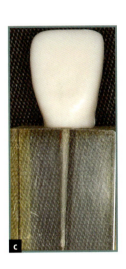

図12-5a〜c 根管が直線の場合，切端寄りに髄腔穿通すると，根尖孔まで直線的に形成が可能となる（図b：赤矢印）.

C．切歯

　日本では，上顎前歯の根管治療を行う場合，口蓋側の基底結節の上方から歯冠部の唇側面に平行に歯髄腔へアプローチするのが一般的ですが（図12-2, 3），この手技は万国共通ではありません．歯質の保持や審美性の要求といった保存修復学が歯内療法学よりも先に普及したためかもしれません．しかし，適切な歯内療法ができなければ，修復治療を行っても意味がありません．

　Lingual shoulderを適切に除去していないと根管にファイルを挿入した場合にファイルの先端が唇側に当たり摩擦しながら根尖方向へ進むため唇側の歯質を過剰に削ってしまいます．さらに，根尖付近が弯曲している上顎側切歯では，Cカーブへの対応が要求されるため，レッジ形成するリスクは高まります（図12-4）．上顎中切歯で

は基底結節の上方というよりは切端中央寄りから髄腔穿通し（図12-5），上顎側切歯では切端中央部からのアプローチが第一選択になるでしょう（図12-6）.

　上顎中切歯の場合，根管が直線のこともあるので，歯質の切削を最小限に留めるためにまずは口蓋側の基底結節の上方から歯髄腔へ穿通してlingual shoulder部を残さないようにアクセスキャビティーを形成します．ファイルを根尖孔へ穿通させる際に，ファイルに抵抗を感じる部位（根管壁に接触している部位）から根管の弯曲の程度を予測して，切端方向へと歯質の削除量を増やしていっても良いでしょうが，少し上級者向けかもしれません．抜去歯で試してみれば理解できると思います．

　米国では，下顎切歯の切端部をあらかじめ2mm程度切削し，その後に先端中央から歯軸に平行に根尖方向へ穿通することが推奨されています（図12-7）．こうすれば，

047

Part 2

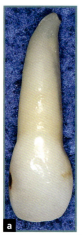 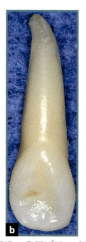 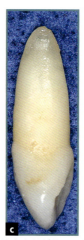 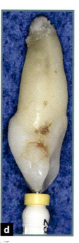 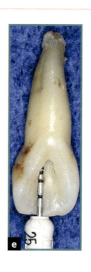 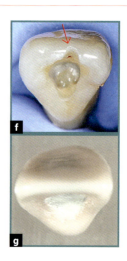

図12-6a～g 上顎側切歯へのアプローチは切端中央部が第一選択となる．

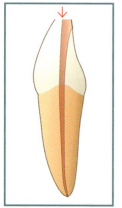

図12-7 米国の穿通の方向．

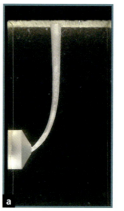 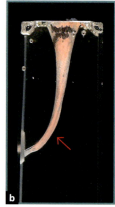

図12-8a, b **a**：Jカーブの根管拡大．**b**：外弯側の切削量が増えやすい（**図b**：赤矢印）．

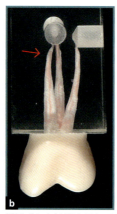 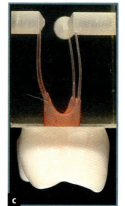 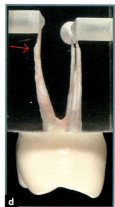

図12-9a～d この写真も外弯側にレッジ形成した結果を示している．**a, b**：近心頬側根の外弯側にレッジ形成がみられる（**図b**：赤矢印）．**c, d**：口蓋側の外弯側にレッジ形成がみられる（**図d**：赤矢印）．

根尖部が唇側あるいは口蓋のどちらに弯曲していても「Jカーブ」として対応できるため根管形成の難易度が下がります．「適切な根管治療を行うためには，歯質の切削もやむなし」という考え方なのでしょう．患歯に前装冠を装着する場合にはプロビジョナルレストレーションを製作する際にあらかじめ切端部を2mm程度切削するため，補綴的な要求が理由の1つかもしれません．ただし，「Jカーブ」の根管形成が確実にできることが必要条件で

確かな根管治療実践のための形式知

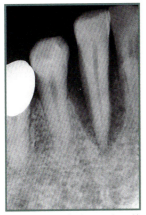
図12-10 初診時エックス線写真.

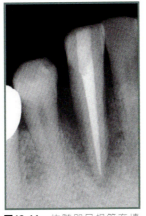
図12-11 抜髄即日根管充填を行った.

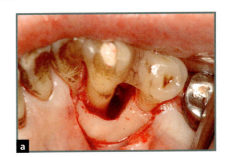
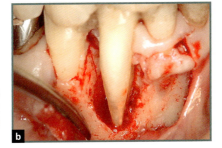
図12-12a, b 歯根膜の残存の精査と同時に歯周組織再生療法を行った.

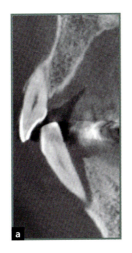
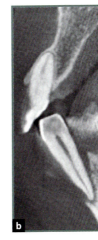
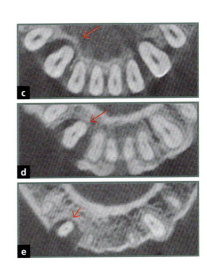

図12-13a〜e 術前の歯科用CT画像からは上行性歯髄炎を疑ったが、わずかな歯根膜腔の存在を推測できた（図c〜e：赤矢印）.

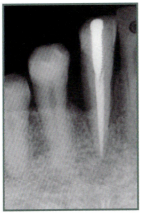
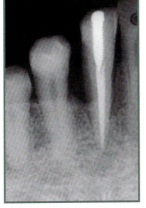
図12-14 術後3年のエックス線写真.

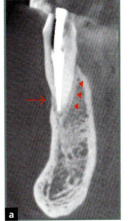
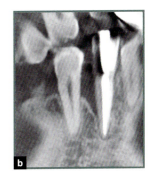
図12-15a, b 同歯科用CT画像. 舌側の歯槽硬線が明瞭（図a：赤矢頭）. 唇側に骨添加を認める（図a：赤矢印）.

す（図12-8）. しなり度の高いKファイルの使用, トルクコントロール下でのファイル操作, 切削片の洗浄, フレアー形成, 再帰ファイリングを確実に実践することが求められます.

Part 2

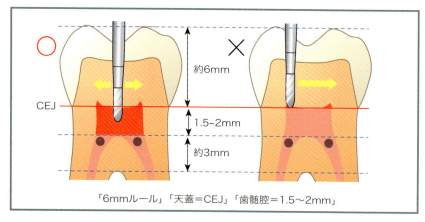

図12-16 大臼歯の天蓋除去．

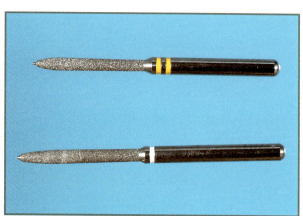

図12-17 エンド専用バー（JH01, 02）．先端にはダイヤモンドが付いておらず，髄床底部の切削リスクを回避できる．

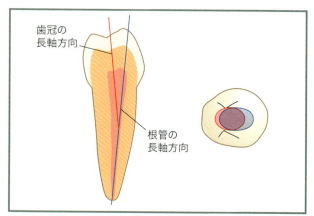

図12-18 下顎小臼歯では，歯冠と根管の長軸方向が異なっているので，根管の頰側歯質を過剰に切削してしまうリスクがある．軸壁形成を頰側咬頭付近まで行うと，その後のファイル操作が容易になる．

　エックス線写真からは根管系の近遠心的な弯曲をある程度予測できますが，頰舌的な弯曲は判断できません．根管が弯曲していればレッジを形成する確率が高まります（**図12-9**参照）．上顎前歯で根尖部が口蓋側に弯曲している場合，口蓋側から髄腔穿通して天蓋除去すると，根管は「Cカーブ」を描くため，根尖孔の数ミリ上方の根管の唇側部にレッジを形成する可能性が高いでしょう（**図12-4d, 8b, 9b, d** 参照）．

　一方，根尖部が唇側に弯曲していれば「Sカーブ」になり，根管拡大の難易度がさらに上がります．エックス線写真では頰舌的な歯根の弯曲を読影できないため，ファイルにプレカーブを付与してラスピング運動のみで根尖孔の穿通を試みて根管の弯曲を触覚を利用して推測します．またファイルを根管から出した際にファイル先端部の三次元的弯曲を観察することで根尖孔付近の根管形態を把握できます．

　根管の三次元的な弯曲をイメージできずに根管治療を始めれば，#15号までなら何とか根管内壁と摩擦しながらも生理学的根尖孔まで進んでくれるかもしれませんが，#20以上ではレッジができる確率が高まります．摩擦抵抗を下げるためにはファイルの先端部にプレカーブを付与し，根管内を次亜塩素酸ナトリウムかEDTAで湿潤させると良いでしょう．また，不用意にファイルをねじらないように留意します．下顎の切歯では，切端あるいは切端から少し唇側寄りからアプローチしたほうが，治療が容易に進むことがあります．

d. 犬歯

　上顎犬歯は歯管長が25〜29mmと最長で，根管長が長いため，29mmファイルを使用することが多いでしょう．切歯と同様に切端部寄りに髄腔開拡し，アンダーカットを残さないようにlingual shoulderを除去すると良いでしょう．下顎の犬歯でも切端付近からアプローチします．

下顎犬歯の上行性歯髄炎の症例を解説しながら（**図12-10～15**）その方法を示します．まず麻酔抜髄即日根管充填後（**図12-11**）に，歯肉弁を開けて外科的診断による歯根膜の残存の精査と同時に歯周組織再生療法をトライしました（**図12-12**）．この症例は「hopeless tooth」と診断しましたが，水平面断を加えた歯科用CT画像（**図12-13**）からは舌側に歯根膜腔の存在を推測できたため，良好な予後を確保できる可能性は低いものの患者の希望もあり保存的治療を選択しました．

術後3年でエックス線写真（**図12-14**）と歯科用CT（**図12-15**）を撮影し調べたところ，ある程度の組織再生を得ています．

e．臼歯

歯冠中央部へ穿通するか髄角をねらいます．天蓋の最下点で穿通し，髄床底を傷つけないように，側方および歯冠部方向へバーを操作して天蓋除去を図ります．経験の浅い術者がよく起こすミスは，歯髄腔に穿通して出血している部位を「根管口」と勘違いすることです（**図12-16**）．しかし慎重な姿勢の表れなので無神経に歯を切削して髄床底を穿孔するよりもミスの少ない歯科医師へ成長できるでしょう．

歯髄腔へ穿通したら，バーを平行に移動し，天蓋部の歯質をエンド専用バー（**図12-17**）が使用できる程度まで削除します．エンド専用バーの先端にはダイヤモンドが付着していないので，髄床底部の歯質を切削するリスクを回避できます．

f．大臼歯

デンタルエックス線写真上で患歯の画像部分にバーを当て，歯の咬合面から歯髄腔までの距離を目測して切削量を推測します．通常は6mm程度の切削が必要です．歯冠形成用のバーよりも刃の長さが短くて径が細いものが適しています（**図12-1**参照）．「ペッキング運動」で歯髄腔の中央部に穿通します．

g．小臼歯

歯列の弯曲部位にあり，歯冠形態に比較して歯根は近遠心的な圧平が強いため，目の錯覚を起こし切削方向を見誤ることがあります．大臼歯と同様に一応6mmを「切削のリミット」として，髄腔に穿通できない場合にはエックス線写真で切削方向を確認します．上顎小臼歯では近遠心的に切削方向を間違えることが多く，遠心側に穿孔する確率が高いと思います．

下顎小臼歯では，歯冠と根管の長軸方向が異なっているので，根管の頬側歯質を過剰に切削してしまうリスクがあります（**図12-18**）．また軸壁形成の段階では頬側歯質の切削が不十分になりがちです．

参考文献

1．Rankow HJ, Krasner PR. The access box: an ah-ha phenomenon. J Endod. 1995；21：212-214.

No.13 軸壁形成

a. Mouse hole 効果

ファイルを根管口へ挿入(誘導)しやすくすることとファイルのしなりを利用した根管拡大を行うために必要な治療ステップです．バーの長軸がつねに歯軸に平行になるように意識して形成します．「エンド専用バー」(**図12-17**参照)の使用が推奨されます．天蓋除去が完了したら，ミラーを使用して根管口の位置を観察します．とりわけ，臼歯では根管形態のバリエーションが大きいため，注意深く確認します．まず根管口を確認し，軸壁と根管口とが移行的につながっているか(mouse hole 効果)を有鉤探針，ファイルなどで確認します．

アンダーカット部を確実に取り除きます．そうしないと，感染源を取り残すだけでなく，ファイルを根管口にスムーズに挿入できず，ファイルの先端部を折り曲げたり，治療時間を浪費します．

天蓋除去後に根管口を確認できたら，ファイルの挿入方向を勘案し，エンド専用バーの先端部を根管口に一度軽く当て，バーを歯軸方向に固定して上方へ引き上げながらバーを回転させて根管口から歯軸の方向に歯質の壁を移行的に形成します(**図10-1**参照)．

こうすることで毎回根管口を確認しなくても形成した軸壁にファイルを沿わせて根管方向へ移動させれば，ファイル先端を根管口へと誘導してくれるので，ファイルを容易に根管口へ挿入することが可能になります．

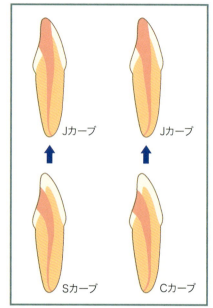

図13-2 根管を「S カーブ」「C カーブ」から「J カーブ」へ変える．

さらに，軸壁と根管とが移行的につながっているため，ファイル刃部全体のしなりを活用した根管形成が可能になります．とりわけ，根管の根尖側1/3の根管形成が行いやすくなります．根管拡大というと，「ファイルの先端部分で錐のように穿通する」というイメージをもっている歯科医師が多いようですが，ファイル刃部(ISO規格では16mm)を最大限利用して根管の内壁を掻爬します．「洋服にブラシをかける」イメージです．ファイル先端の上方数ミリ部の刃部を根管壁に接触させて「面」で根管内壁を掻爬することを意識すると良いでしょう．「刀(ファイル)と鞘(根管)(**図13-1**)」の関係をイメージしてもらい，鞘の内面をしなる刀(実際はしなりませんが)でなるべく広い範囲の面積を掻爬するイメージで行います．ファイルのハンドル部分のもち方も考えなければなりません．

Crown down 法では，最初に根管口部を大きく拡大するため，根管上部の効果的な感染源の除去に加えて，ファイル上部と根管壁との摩擦を軽減できるという利点がありますが，ファイルの先端部の数ミリしかファイルと根管が接しないため，掻爬(形成)できる面積が少なくなる

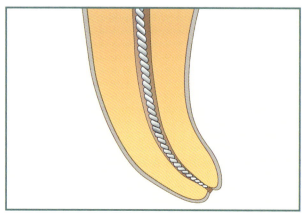

図13-1 ファイルと根管の関係は「刀と鞘の関係」に例えられる．

確かな根管治療実践のための形式知

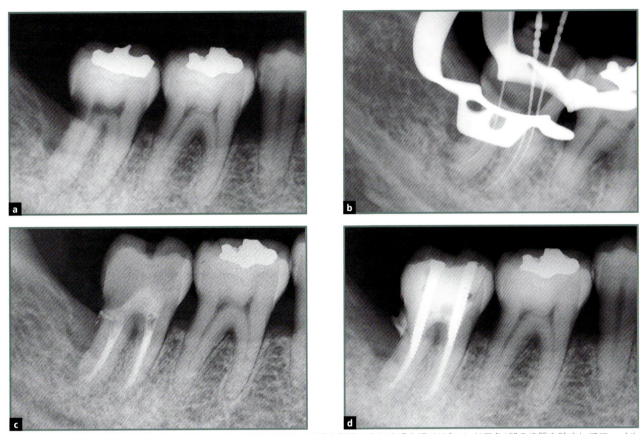

図13-3a〜d 患者は38歳の女性．遠心のう蝕から歯髄炎に罹患．下顎右側第二大臼歯近心根では「エンド三角」部の歯質を除去してファイルの挿入を容易にした．

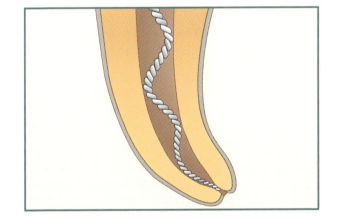

図13-4 ファイル上部が軸壁に接触しない状態でファイル操作を行うとファイルのしなりを活用できないだけでなく，細いファイルの「中折れ」が起きやすい．

だけではなく，ファイルのしなりを利用した根管の拡大形成が上手にできません．また歯質を必要以上に切削すれば歯根破折のリスクが高まります．根管拡大の方向性については未だに賛否両論あるのですが，長所・短所を理解したうえでそれぞれの術式を実践すれば治療の目的は達成できます．

b．便宜形態

軸壁形成は根管拡大を行うための「便宜形態」と考えても良いでしょう．歯頸部の狭窄部を必要最小限切削することで，根管を「Sカーブ」から「Jカーブ」へ変えることが可能で，根管の拡大形成を容易にしてくれます（**図13-2**）．大臼歯近心根では「エンド三角」部の歯質を除去することで（**図13-3**），ファイルの挿入が容易になります．

再根管治療の場合，歯質がすでに過剰に切削されて歯

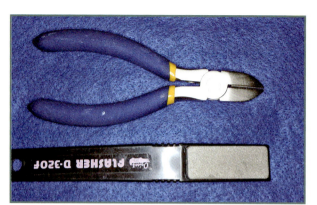

図13-5 改造ファイルをつくるためのニッパとヤスリ．

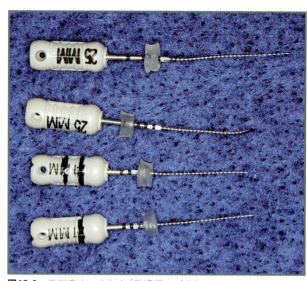

図13-6 先端をカットした「改造ファイル」．

冠部歯質と根管口との水平関係が離れている場合にはファイルを根管口に挿入しにくく，治療時間を浪費します．また，ファイル上部が軸壁に接触しない状態でファイル操作を行うため，ファイルのしなりを活用できないだけでなく，穿通力を高めるために細いファイル(#6〜15)の「中折れ」(図13-4)が起きやすいため，ニッパとヤスリ(図13-5)を用いて先端をカットした「改造ファイル」を使用して根尖孔の穿通を試みることがあります(図13-6)．再根管治療の難易度が高くなる理由の1つでもあります．

No.14 根管部分の形成

a. 根管口の特定

根管口の見落としは根管治療の失敗に直結します．根管のバリエーションが大きい臼歯は要注意です[1]．通常はデンタルエックス線写真を参考にしますが，大臼歯ではしばしば根管の見落としがあるため，基本的な根管形態を頭に入れておく必要があります．天蓋除去後に根管口同士をつなぐ髄床底の溝を探ることも有効です[2]（**図14-1**）．

高齢者の場合，歯髄腔が狭窄しており天蓋除去後に根管口が明示できない場合があります．このような症例では，実体顕微鏡使用下で超音波チップを使用して予測される部位の象牙質を切削し，次亜塩素酸ナトリウムを滴下して気泡が生じる様子を確認し，未発見根管の有無を探りますが，根管口が存在しないこともあります（**図14-2**）．

b. ロート状拡大は必要な根管に対して行う

「根管口明示」を目的としてピーソリーマーなどで根管口周辺の象牙質を「ロート状」に削るのは，歯質を必要以上に切削するため歯を弱くするリスクをともないます．つねにロート状拡大を行う必要はなく，必要に応じて必要最小限に行えば良いでしょう．大臼歯の近心根では遠心根に比較してファイル操作を容易にするために「エンド三角」の除去やロート状拡大を行う頻度が高くなります．

根管治療によって歯質が歯根破折しやすくなることが以前から指摘されていますが，反論もあります[3]．歯髄が失活したことで歯が割れやすくなるというよりは，根管治療によって硬組織が切削される量によっても結果が変わるため，EBMとして臨床にすぐに適応できる結論は出ないでしょう．

患者の異常咬合が歯痛やう蝕の間接的な原因になっていると仮定すれば，歯内療法と補綴治療がいったんは成功しても，長期的な経過観察中に歯根破折を生じてもなんら不思議ではありません．

一方，根管治療において，どの治療ステップが歯の剛性（硬直性）に影響を与えるかを調べた研究では，硬組織を削る治療ステップはすべて歯を弱くし，アクセス形成とポスト形成時にとくに歯の安定性が低下することが報告されています[4]．

当然のことながら，硬組織の切削は必要最低限に留めるべきです．手用ファイルとNi-Tiロータリーシステムで根管形成後に垂直圧を加えて歯根破折する程度を調べたところ，群間に有意差はなく，根尖部の拡大度合いと根管のテーパー度も歯根破折を増悪させないことが報告されています[5]．

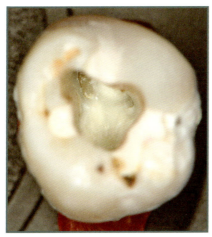

図14-1 髄床底の溝.

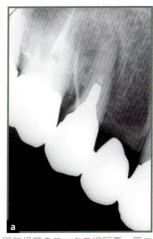

図14-2a 上顎右側第一大臼歯の閉鎖根管のエックス線写真．第二小臼歯には歯根破折を疑った．

Part 2

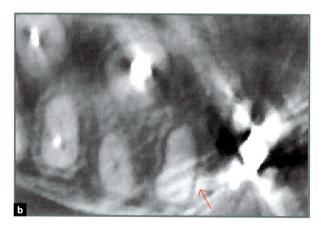
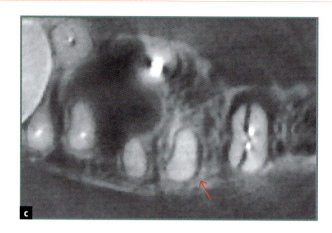
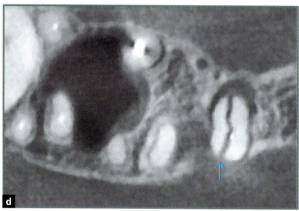
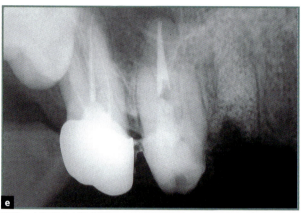

図14-2b〜e 閉鎖根管のエックス線写真．患者は75歳の女性．**b, c**：上顎右側第一大臼歯のMB根管は実体顕微鏡下およびCBCTで探索しても発見できなかった（赤矢印）．**d**：上顎右側第二小臼歯に頬舌的歯根破折を認める（青矢印）．**e**：同歯を抜歯後にソケットプリザベーションを行った．

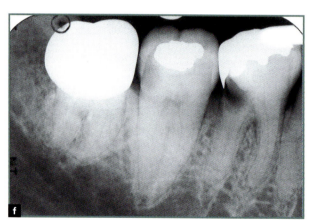
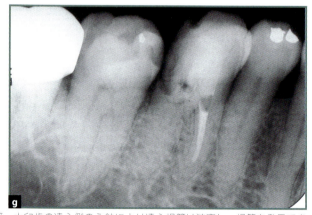

図14-2f, g 閉鎖根管のエックス線写真．患者は72歳の男性．下顎右側第一大臼歯の遠心側のう蝕により遠心根管は狭窄し，根管を発見できなかった．近心根のみ根管治療を行った．

もっとも，患者の咬合力やブラキシズムの程度，前歯のガイド，根管壁の傷や亀裂などの不確定要素が関与していると考えられるため，将来的な歯根破折を正確に予測することは困難です．William Oslerが100年以上前に指摘した医学と同様に歯科臨床も「確率を扱う技術」から脱却できていないのです．われわれのできることはリスクを評価し，患者に情報提供し，リスクを軽減するための予防と適切な治療を行うことなのです．

c．根管へのファイルの挿入

根管の探索と根尖孔の穿通を目的とした操作です．最近では「ネゴーシエーション（交渉）」という英語が使われています．

デンタルエックス線写真を参考に，歯髄腔の狭窄度から最初に挿入するファイルの長さと号数を決めます．通常は25mmのファイルを使用することが多いでしょう．

確かな根管治療実践のための形式知

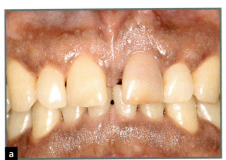
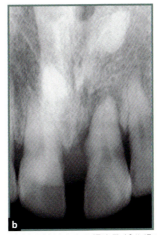
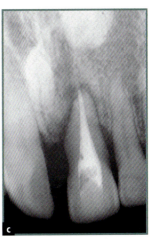

図14-3a～c　患者は53歳の男性．上顎左側中切歯の外部吸収によりオリジナルの根尖孔が#45であった患歯．失活の原因は不明である．

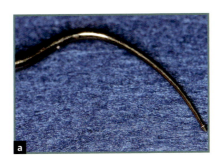
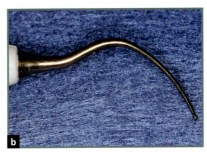

図14-4a, b　スクレーパー．

あらかじめ予測した根管長（前歯，小臼歯は18～23mm前後，犬歯は25～29mm前後，大臼歯は18～22mm，残根では11～15mm）を一応の基準とします．予測した根管長よりも2mm程度長めにストッパーを設置します．このときストッパーがずれないことが重要です．

通常は#15，狭窄根管では#8か#10から使用します．外部吸収などの理由でオリジナルの根尖孔の直径が#40以上であったり（図14-3），前医の治療によって根尖孔が大きく破壊されている場合には，根管長をエックス線写真と解剖学的知識から推測し，根尖孔外へファイルを押し出さないように注意して太いファイル（#40～#80）から挿入します．

根尖孔が大きく破壊されている再根管治療のケースでは，たいてい根管が直線的に拡大されているので，ファイルを根尖孔まで抵抗なく到達させることができますが，ファイルを根尖孔外へ出して根尖周囲組織を損傷してしまいがちです．このような場合は，根管の外弯側にレッジを形成してそのまま象牙質を切削して人工根管をつくっているため，オリジナルの根管の内弯側の感染歯質の掻爬を行わないと治癒の機転をとりません．ファイルの先端にプレカーブをつけて行うか，#80以上の大きさであれば，スクレーパー（図14-4）のような器具で掻爬します．超音波洗浄や亜音波洗浄も効果が期待できます．

参考文献
1. Krasner P, Rankow HJ. Anatomy of the pulp-chamber floor. J Endod. 2004 ; 30 : 5 - 16.
2. Wilcox LR, Walton RE, Case WB. Molar access: shape and outline according to orifice locations. J Endod. 1989 ; 15 : 315 - 318.
3. Sedgley CM, Messer HH. Are endodontically treated teeth more brittle?. J Endod. 1992 ; 18 : 332 - 335.
4. Lang H, et al. Impact of endodontic treatments on the rigidity of the root. J Dent Res. 2006 ; 85 : 364 - 368.
5. Lam PP, et al. Fracture strength of tooth roots following canal preparation by hand and rotary instrumentation. J Endod. 2005 ; 31 : 529 - 532.

No.15 根尖孔の穿通

a. ファイル操作

　根管口から根尖孔までの根管拡大を行う最初のステップで，ファイルが通る「空間」が存在することを確認し，根尖孔の大きさを推測するとともに，根尖孔周辺の象牙質を一層掻爬してバイオフィルムを機械的に除去することが目的です．

　根尖孔の穿通は根管治療が順調に進むか否かの最初の関門です．根管拡大中に再帰ファイリング（recapitulation あるいは apical patency）を行うためのステップでもあります．

　細いファイル（#10，#15）が根管内を通過した空間は「ファイルを誘導する小道（誘導路）」という意味で「glide path」と呼ばれています．

　まずは根管にファイルを挿入し，根尖方向へと押し進めます．もしも何んの抵抗感も感じずに生理学的根尖孔まで到達できたら，「3％の直線的な根管」に出会った幸運を素直に喜びましょう．もし，根尖部の外部吸収（図14-3参照）や根尖孔が前医によって大きく破壊されている症例（図16-3, 4参照）の場合，overinstrumentation を起こさないように，慎重に根尖孔部付近の根管内壁を掻爬します．下顎大臼歯遠心根の根尖孔が外部吸収しているケースでは根尖孔穿通は容易ですが，一般的には大臼歯の根管が直線的であることを期待できません．

　通常は，ファイルの先端が根尖孔に到達する前に指先に抵抗を感じます．確率的には95％以上です．たいていの場合，根管壁の複数の部位にファイルが擦れて摩擦を起こしているからです．生理学的根尖孔に到達する手前でファイルに抵抗感を感じたら，ファイルが根管の外弯側に擦れて摩擦抵抗が生じていることをイメージしましょう（図3-4, 図12-4, 8参照）．

　エンド三角が残っているとファイル上方部が根管壁と摩擦してファイル操作の邪魔になるため，S カーブから J カーブに近づくように軸壁形成します．つぎに根尖孔までの距離を予測します．ファイル刃部が ISO 規格で 16mm と決まっているので，根管長を予測するための参考になります．もっとも，日本のメーカーは厳密にファイル刃部を製作していますが，外国製のファイルは必ずしもそうではありませんので，使用しているファイル刃部の長さを確認してから使用したほうが無難です．

　自分の予測とかなり違っている場合にはエックス線写真で確認すると良いでしょう．根尖孔まで数ミリ以内であればファイルを変えないで，上下に1〜2mm動かす「ラスピング運動」でファイルを根尖方向へ押し進めます．ただし，上下運動は数回に留めます．狭窄した根管内でやみくもにファイルを動かすと発生した切削片が根尖孔付近に詰められて，根尖孔の穿通が不可能になるからです．

　狭窄根管ほどすぐに切削片が詰まります．根管拡大の理論をもたない歯科医師はファイルを強くねじって根管壁に傷をつけたり，ファイルの無駄な操作によって切削片を根尖孔部に詰めたりします．経験の浅い術者がよくやる失敗で，根管治療が苦手になる理由でもあります．最初にファイルを使用する卒前の基礎実習で，誤った理解のもとにファイルを力任せにねじるクセをつけると，なかなかその誤謬の世界から脱却できません．この誤謬は未だに繰り返されています．

　数回「ラスピング運動」を行って根尖孔の穿通ができたら，ファイルをさらに0.5mm押し出して生理学的根尖孔周辺を拡大します．穿通できない場合にはファイル号数を1つ下げて再度ラスピング運動で根尖孔穿通を試みます．狭窄根管では#6ファイルを使用して何んとか穿通できたことをしばしば経験しますので，#6ファイルを購入しておくと良いでしょう．#8までしか揃えていないのであれば，狭窄根管の穿通が無理なこともありますが，#8が到達した位置までの根管壁を1つ大きい号数の#10で掻爬して glide path を形成し，再度#8を挿入して根尖孔への穿通を試みるのも一案です．ファイルと根管壁との摩擦が減るため，根尖孔の穿通が容易になります．#6がない場合にはトライしてみると良いでしょう．

　切削片を根管に詰めないために根管内はつねに次亜塩素酸ナトリウムか EDTA で湿潤状態にしておきます．

確かな根管治療実践のための形式知

この感覚をつかむには抜去歯で練習すると良いでしょう．

ファイル号数を1つ上げた際に，根尖孔を穿通するのに困難を感じた場合，無理は禁物です．元のファイルに戻し，ラスピング運動とねじれとかき揚げ運動でglide pathを再度形成し直します．とくに狭窄根管で#10から#15ファイルへ交換した際にしばしば経験します．ファイルの直径が上がるとそれだけファイルと根管との摩擦抵抗が増加するからでしょう．

再根管治療では，「切削片やガッタパーチャが詰まった根管」「オリジナルの根管から逸脱して根管拡大された根管（トランスポーテーション）」あるいは「根管壁や根尖孔が破壊された根管」である頻度が高くなっています．

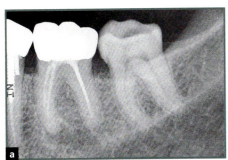
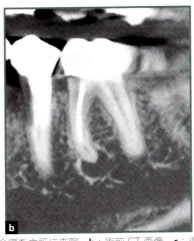
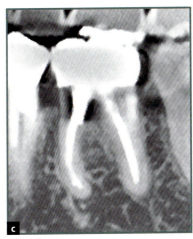

図15-1a〜c 62歳の女性．下顎左側第一大臼歯の咬合痛を主訴に来院．**b**：術前CT画像．**c**：術後CT画像．

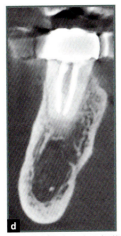
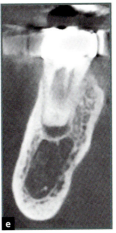
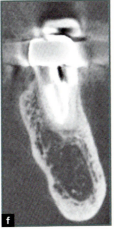
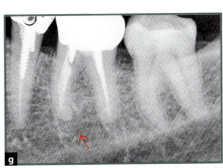

図15-1d〜f 生体が許容できる細菌量まで減少させれば，治癒の機転をとる（無菌にするのは困難であり，確認も不確実）．**d**：近心根中央．**e**：根分岐部．**f**：遠心根中央．

図15-1g 補綴治療後のエックス線写真．根尖部の透過像がまだ認められる（赤矢印）．

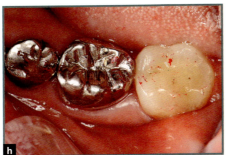
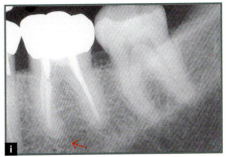

図15-1h, i **h**：補綴治療後の口腔内の状態．**i**：根管治療3年後のエックス線写真．根尖部の透過像は縮小している（赤矢印）．

Part 2

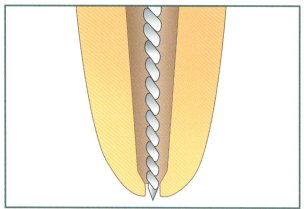

図15-2 ファイル刃部は先端から0.5mm程度上方から付与されているため、ファイル先端が歯根膜腔へ到達した時点ではまだ根尖孔周囲の歯質を切削できていない。

根尖孔に穿通できない場合には、ファイルを根管に入れた状態でエックス線写真を撮影してファイルの位置やガッタパーチャの残存度合いを確認します。

狭窄根管で#6ファイルを使用してやっと根尖孔穿通ができるほど狭窄していたり、根尖孔付近の弯曲が強ければ、#20まで穿通できないことがあるため、根尖孔の穿通を#15で留めても良いでしょう。#15 → #10 → #8 → #6 → #8 → #10 → #15の順にファイルを交換して根尖孔の穿通と拡大を行います。

ファイル号数を飛ばさないで、必ず順次ファイル号数を上げて使用します。中間ファイルを用意するか「改造ファイル」を自作しておくのも一案です（**図13-6**参照）。

b. 根尖孔の穿通ができた場合

ファイルの先端が生理学的根尖孔を越えて歯根膜に到達すると、根管長測定器が「警告音」を発し、根尖孔の穿通がほぼ達成できたことを意味します。しかし、この時点でファイルを根管から抜き取るのは禁物です。生理学

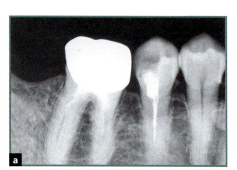
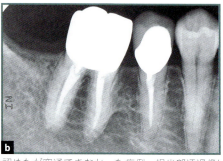

図15-3a, b 第一大臼歯と第二小臼歯の感染根管を認めたが穿通できなかった症例。根尖部透過像はなく、また臨床症状もなかった。このような場合、何が何でも根尖孔を穿通しないといけないわけではない。拡大形成できた部位まで緊密に根管充填を行った。

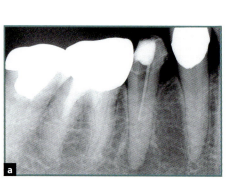
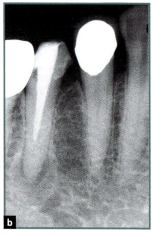

図15-4a, b 同じく下顎右側第二小臼歯の感染根管を認めたが穿通できなかった症例。

確かな根管治療実践のための形式知

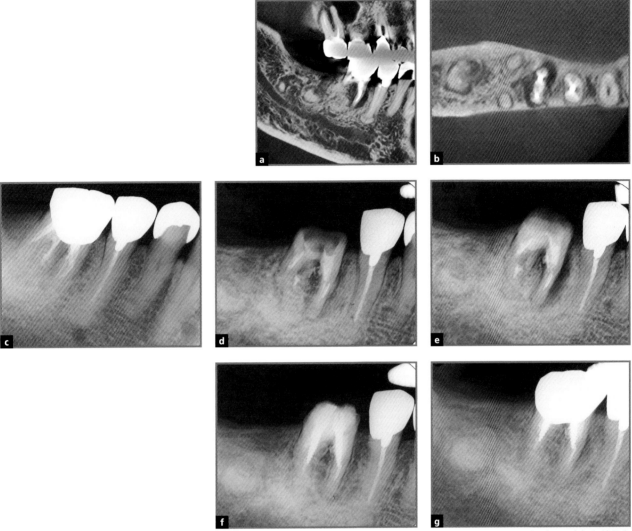

図15-5a～g フラップを開けなくとも，エックス線写真から医原病が推測できた．MTAを用いて近心根中央の穿孔を封鎖して良好な結果を得た．**a, b**：術前CT画像．**c**：初診時エックス線写真．**d**：冠を除去した際のエックス線写真．**e**：MTAで近心根内壁の穿孔を封鎖した直後のエックス線写真．**f**：支台歯築造後のエックス線写真．**g**：最終補綴後のエックス線写真．

的根尖孔までファイルの先端が到達したからといって安心してはいけません．続けてファイルを根尖孔外へ0.5～1mm程度押しながらねじり，根尖孔周辺の根管内壁の拡大形成をします（**図15-1, 2**）．

ファイルの刃部は先端から0.5mm程度上方から付与されているため，ファイル先端が歯根膜腔へ到達した時点ではまだ根尖孔周囲の歯質を切削できていません（**図15-2参照**）．

根尖孔の穿通ができても，根管とファイルが摩擦していれば，ラスピング運動をする際に抵抗を感じます．おそらく，ファイルが根管壁の複数の部分と接触しているのでしょう．抵抗感なくファイルを上下運動できるまではファイルを交換せずに「ラスピング運動」か「ねじれとかき上げ運動」で根管口から根尖孔までのglide pathを形成します．ファイルを根尖孔から少し押し出す際には，根尖孔からわずかな量の切削片を押し出すでしょうが，生体が処理してくれる範囲と考えておきましょう．

まれに急発することもあるでしょうが，通常は1日程度で治まります．適切なglide path形成ができないうちに強い力でファイルをねじれば，弯曲根管の外弯側にレッジを形成してトランスポーテーションするリスクが高まります．この段階の失敗がかなりの頻度で起きていると思います．逆に考えれば，この治療ステップが確実にできれば，その後の根管形成がスムーズに行えます．

c. 穿通できない場合

自分が最初に根管へファイルを入れて根管の拡大形成を行う場合に比較して，再根管治療の場合には，根尖孔の穿通ができないことがしばしば起こります．何が何んでも根尖孔を穿通しなければ治療が成功しないわけではありません．臨床症状とエックス線写真上の患歯の根尖周囲の透過像の有無によって根尖孔の穿通を諦める閾値が異なります．#6を使用しても穿通できない場合には根尖孔の穿通を諦めます．診療時間がもっとも貴重なコスト(財産)です．

以前，「何が何でも根尖孔の穿通をする」という話を聞いたことがあります．意気込みは良いのでしょうが，切削片が根尖孔付近に詰められた根管を穿通するのは困難で，ほとんどがトランスポーテーションか人工根管を形成していると思います．時間の無駄であるだけでなく，根管を壊しています．患者には無駄な時間を浪費させ，根管を損傷しているわけですからやらないほうがましです．#6でも穿通できないのであれば，感染源の量は微量です(**図15-3**)．この部分が原因で治らない確率は非常に低いでしょう．もし仮に予後が悪くとも，患者の同意が得られれば診断的治療(＝外科的診断：surgical inspection)として外科的歯内療法を選択して病態の把握と治療を同時に行います．

具体的には，臨床症状がなくエックス線写真上で根尖周囲の透過像も認めない患歯では，感染による炎症反応も根尖周囲の組織破壊もほとんど無視できると考えて，根尖孔の穿通ができなくとも，器具が到達した部分までの拡大形成を行い，早めに根管充填を行います．

一方，臨床症状(打診痛，膿瘍，瘻孔)がありエックス線写真上で根尖周囲に透過像を認める患歯では，感染による炎症反応が持続し，根尖周囲の組織破壊もあると言えます．根管治療を行って2回目に来院したときの臨床症状が軽快していれば，根管系の細菌量が減少したと考えられるので，根尖孔の穿通ができなくても拡大できた部分までを根管充填するか，経過観察するか，根尖孔の穿通を再トライします(**図15-4**)．臨床症状は短期的に変化しますが，エックス線写真上の根尖部周囲の透過像の変化は数か月以上かかることがまれではありません．

根管治療を行っても臨床症状の改善が認められない場合には，根尖外のバイオフィルム感染，未治療根管の存在や歯根破折の可能性を想定し，マイクロスコープやCBCTを使用して精査すると良いでしょう．原因がわからない場合には，効果の予測ができないのにやみくもにファイルを根管に挿入しても事態が悪化するリスクが高まるため，「経過観察」か「診断的治療」を選択します．

歯内療法における診断的治療の術式は外科的歯内療法とほとんど同じです．歯肉弁を開けて，明視下で根尖周囲の状態を精査し，穿孔，クラックや歯根破折の有無，根尖孔周辺の変色などを確認します．原因が不明瞭なケースでは医原病(歯質の過剰切削による歯根破折，穿孔)がかかわっていることが多いのです(**図15-5**)．

高齢者に認められる，あるいは慢性う蝕が原因となる狭窄根管では，根管の石灰化により歯髄腔が不正な形態を呈しているので，ファイルがスムーズに根尖孔へ到達しないことがよくあります．エックス線写真に根管の透過像がみられなかったり，マイクロスコープやCBCTで観察しても根管をみつけられないことがあります(**図14-2**参照)．

d. Kファイル

ステンレス製ファイルのしなり度と切削能力にはメーカー間で大きな違いがあります．

筆者は，通常はジッペラー社のKファイルを使用しています．Hファイルやリーマーはほとんど使用しません．ただし，#15までならHファイルを使用しても大きな問題にはならないでしょう．Kファイルよりも切削効率が高いのでglide path形成時には有効でしょう．

臼歯ではとくに弯曲根管が多いので，しなり度の高いファイルが推奨されます．直線的な根管は3％程度しかないことをいつも考慮すると良いでしょう．

e. 中間ファイルを使用することの利点

#20までは中間ファイル(#12，#17)を用意しておくことが推奨されます．

狭窄あるいは弯曲根管の根尖孔の穿通時に#12および#17の中間ファイルを用意しておくと根尖孔穿通がスムーズに行えます．根尖孔の穿通および拡大ができ

る確率が確実に上がります．#15→#10→#8→#10→#12.5あるいは#13 → #15 → #17.5あるいは#18→#20と用います．このように中間ファイルは#20までの根管拡大と根尖孔穿通を楽に行うために有益です．

　ファイル号数を上げる際，ファイルの直径は，1.2倍から1.5倍に上昇します．とくに#10から#15へ上げる場合は1.5倍，#6から#8および#15から#20へ上げる場合は1.33倍もファイル断面の直径が太くなるため，根尖孔の穿通がなかなかできないことを経験します．このときに，焦ったりイライラして強い力でファイルをねじるとレッジを形成したり，ファイルが折れこんだりします．根管治療における医原病の代表的な誤操作といえるでしょう．

Part 2

No.16 生理学的根尖孔の決定

a. 生理学的根尖孔の定義の変化

根尖孔の穿通ができたら根管長の測定を行います。かつては、生理学的根尖孔は「根尖の最狭窄部」とされ、cementum-dentin junction（CDJ）と定義されていましたが（図8-6参照）、解剖学的研究によって必ずしも一点に収束しないことが報告されています[1]。臨床科学では「定義」自体が変わることがよく起こります。補綴学における「中心位」の定義や顎関節症の治療法なども同様です。

解剖学的定義と臨床的定義は異なりますが、臨床的には術前のデンタルエックス線写真における主根管の消失点が1つの目安になります（図16-1）。たいていは、エッ

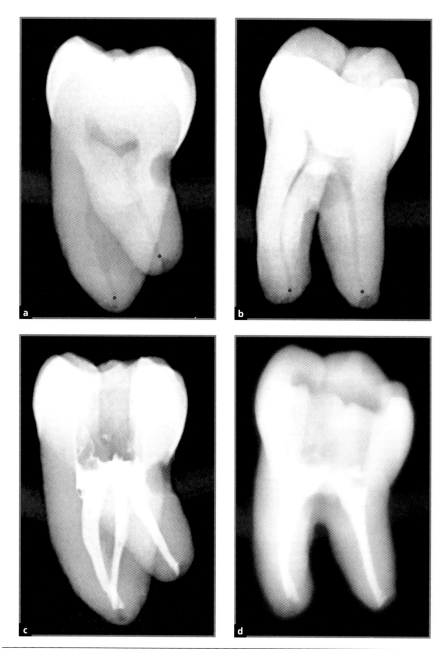

図16-1a, b デンタルエックス線写真における主根管の消失点（赤点）が1つの目安になる。この抜去歯では遠心根の根尖孔周辺に外部吸収がある。**c, d**：根管充填は生理学的根尖孔の1mm上方に設置するためエックス線的根尖から1mm程度短く写る。これをアンダー根充と勘違いしている歯科医師がいるが正しい理解ができていない（研修医がエンド道場で撮影）。

確かな根管治療実践のための形式知

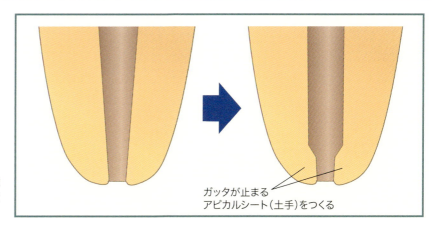

図16-2 根尖孔が破壊されている症例では1mm手前でガッタパーチャポイントが止まる土手を形成する．

ガッタが止まる
アピカルシート（土手）をつくる

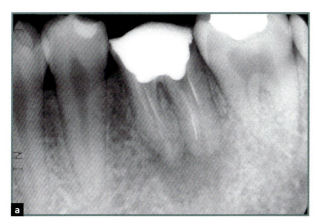
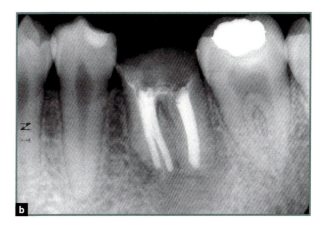
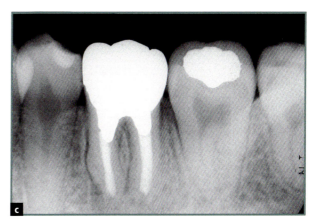

図16-3a〜c 20歳の男性．抜髄後に半年間にわたって根管治療が繰り返された．

クス線的根尖の1mm前後上方です[2]．

狭窄根管では2mm以上も上方のことがあります（**図15-3, 4参照**）．apex locator（根管長測定器）で生理学的根尖孔を特定することは，厳密には不可能であっても，臨床上は問題のない範囲に納めることが可能です．システマティックレビューでは，エックス線的根尖の2mm以内であれば，臨床上の問題はないことが報告されています[2]．筆者の臨床経験からはたいていの症例では1mm前後です．生理学的根尖孔から1mm上方にアピカル

シートを形成しているわけですからしごく当然かもしれません．

b．根管長の測定方法

根管長の測定方法は，①エックス線写真で判断する，②根管長測定器で決定する，③として，①と②を併用するの，3パターンです．米国では，エックス線写真で判断するが52.5％，根管長測定器で決定するが38.6％，併

Part 2

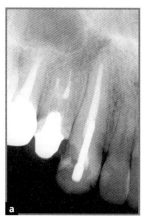

図16-4a 根尖性歯周炎に罹患していた30歳代の男性．根尖部に透過像を認める．

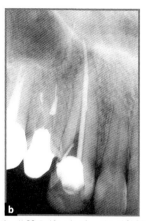

図16-4b #60のガッタパーチャが抵抗なく根尖外に出るほどに根尖孔が大きく拡大されている．

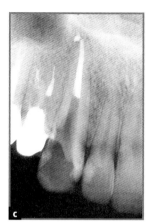

図16-4c 垂直加圧根管充填を行った．

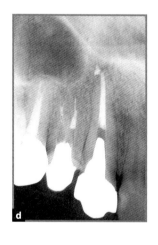

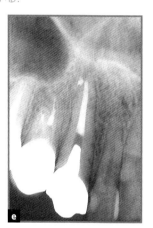

図16-4d 最終補綴治療直後．
図16-4e 最終補綴治療後1年．

用が8.9％です[3]．基礎研究からは，根管長測定器のほうがやや精度が高いのですが[4]，簡便性が重視されているのかもしれません．

複根歯の根管では，入り口2つ，出口2つ，入り口2つ，出口1つ，そのほかのバリエーションがあるため，形態の異なるKファイルとHファイルを根管に挿入してエックス線写真で確認すると根管の区別が可能です（**図13-3b** 参照）．

選択したファイルをエックス線写真上で患歯の画像部分にあてて，根管長を予測するのも参考になります．慣れると1mm程度の誤差で合わせられるようになり根管長測定器を盲信しなくなります．慣れない段階では，ゲーム感覚でアシスタントと「根管長予測ゲーム」をして「根管長予測の暗黙知」を会得してほしいと思います．

c．作業長の決定

根管長から1mmあるいは1.5mm程度短い長さに設定します．生理学的根尖孔の穿通が#15以下のファイルであった場合，通常は#15ファイルで根管長を測定します．狭窄根管では，#8，#6からスタートすることがよくありますが，#15まで拡大した根管の長さで根管長測定をすれば，拡大を進めていっても根管長はほとんど変わりません．

根管系には石灰化した象牙質が不規則に存在しているのでglide pathを形成して，その後も根管の形態を保持した根管形成をしていれば作業長は変わりません．

抜髄時に出血したり，根尖孔がすでに大きく拡大されている場合には根管長測定器の値が安定しないことがあります．エックス線写真の読影ができなかったり，歯の解剖学の知識がなければ，根管長測定器の警告音にのみ反応するようになってしまいます．

一方，根管長測定器を使用しないで手指の感覚のみで根尖孔の穿通を行うと，ファイルを根尖孔から押し出して術後疼痛を引き起こすリスクが高まります．エックス線写真の読影能力があれば，起こり得るリスクをかなり回避できます．

d. 根尖孔が大きく破壊されている場合

　再根管治療を行う場合，根尖孔が壊されていると根尖孔を穿通する苦労はありませんが，根尖孔外の組織に損傷を与えてしまうリスクがあります．さらに，オリジナルの根尖孔から逸脱して人工根管を形成していることも多く，根管洗浄，イオン導入法あるいは外科的歯内療法を適応するケースが増えます．根管に挿入したファイルが細くて根尖孔周辺の歯質に接触していない状況ではメーター値が安定しないことがあります．根尖孔部までファイルを挿入して摩擦抵抗を感じた最初のファイルで根管長を測定すると良いでしょう．

　overinstrumentation を最小限に留めるには，作業長を決定後にファイル号数の太いものから crown down 方向に根管の内壁を掻爬する要領で根尖孔へ進めていき，1mm 手前でガッタパーチャポイントが止まる土手を形成します（**図16-2～4**）．

　根尖孔が大きく破壊されている患歯では予後が不良な確率が高くなります．根尖孔外のバイオフィルム感染の除去と根尖部の確実な封鎖が困難だからです．

　メーター値が基準点付近に近づいたら，ファイルを少しずつ右回転して apex を指す位置までメーター値が徐々に動くことを確認します．もしもメーター値が安定しない場合はエックス線写真で確認します．根管長測定器のみを盲信してはミスが出ます．

参考文献

1. Dummer PH. The position and topography of the apical canal constriction and apical foramen. Int Endod J. 1984；17：192-198.
2. Ricucci D. Apical limit of root canal instrumentation and obturation, part 1. Literature review. Int Endod J. 1998；31：384-393.
3. Katz A, et al. Tooth length determination: a review. Oral Surg Oral Med Oral Pathol. 1991；2(2)：238-242.
4. Pratten DH, McDonald NJ. Comparison of radiographic and electronic working lengths. J Endod. 1996；22(4)：173-176.

No.17 アピカルシート（apical seat）

a．アピカルシート不要論

従来の根管の拡大形成理論では，「生理学的根尖孔から0.5～1mm上方にアピカルシートを形成する」のが基本的術式です（図17-1）．この術式でも臨床的には何ら問題はありません．しかし，生理学的根尖孔を特定することが実質不可能です．

そもそも生理学的根尖孔の位置が実際には正確にわからないことから，これまでの古典的な生理学的根尖孔の1mm上方にアピカルシート形成するという理論にこだわる必要はないという考えです．さらに，従来の方法ではアピカルシートの形成時に発生する切削片を根尖孔に詰めてしまうリスクをともなうことが指摘されています．

Ni-TiロータリーシステムではNi-Tiファイルの先端部の切削能力が低いためアピカルシートの形成ができないのですが，Ni-Tiロータリーシステムで根管の拡大形成を行う歯科医師のなかには，「アピカルシートの形成は必要ない」という自分たちに都合の良い理論を構築している人もいるようです．

b．簡便で普遍性の高い治療術式が望ましい

カール・ワイク教授（ミシガン大学）は理論のフレームワークを提唱しました．彼は社会行動の理論を考えましたが，より広い分野に適応可能だと考えます．

彼は理論には①普遍性，②正確さ，③簡素さ，の3つの評価項目があると考えています（図17-2）．この3つをすべて満たすことは難しく，多くの理論はこのうちの2つを満たせるだけで，残りの1つは犠牲になると述べています．普遍性と正確さを兼ね備えた理論は数学や理論物理の法則のように，実験や計算にスーパーコンピューターが使用されるような理論でしょうから，簡素さは期待できません．

一方，臨床科学に属する根管治療の理論には，普遍性は初めから得られませんし，正確さを追求してもヒトの手や器具を使用しているため，限界があります．厳密な

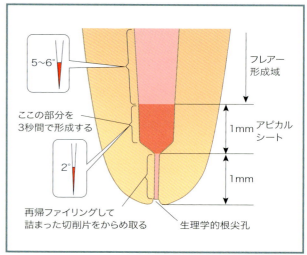

図17-1 根尖付近の根管形成．

理論であっても自分の手や道具で結果を再現できなければ，「絵に描いた餅」で実用的ではありません．簡素さは一番求められる因子でしょう．

現実的には，歯内療法における理論は，「簡素で，なるべく正確で，個々に異なる複雑な根管系に対して最大公約数的な部分に対して普遍的に通用する」ものが望ましいと考えます．Ni-Tiロータリーシステムは正にこの「簡素さ」と「最大公約数的」な特徴を有しています．

c．アピカルシートの評価

アピカルシートの形成をしなくても，根管系の感染源を量的に減らし，緊密に充填を行い，さらに根尖孔外のバイオフィルム感染がなければ治癒の機転をとるでしょう．

しかし，アピカルシートを形成し，アピカルシート上方を全周ファイリングして根管の内壁をファイルで掻爬していく従来のやり方でも確実に治療目的を達成できますし，予後は良好です．根管系の感染源を除去することからすれば，「アピカルシートの形成」が根管治療成功の必要十分条件でなくとも，これまでの良好な治療成績が示すように，適切に行えば確実な結果が得られる手技として今後も残るでしょう．しかも，適応症のかぎられる

Ni-Tiロータリーシステムに比較して汎用性が高く、ほとんどすべての根管治療に利用できるので、日本の保険診療には適していると思います。

ステンレス製ファイルを使用する場合、先端部の切削能力が高いため、根尖孔を破壊しないためにも、1mm程度上方にアピカルシートを形成したほうが偶発症を起こしにくいと考えています。ただし、「アピカルシートを形成する」という従来の術式は、アピカルシートから生理学的根尖孔までの空間に切削片を詰めるというリスクをつねにともなうため、再帰ファイリングが不可欠の操作であることをこれまでに繰り返し説明しました。このステップで躓いている術者が多いと思います。

Ni-Tiロータリーシステムは逆にアピカルシートの形成ができないシステムですが、最大公約数的な根管形成を短時間で行えるのが最大の利点です。しかし、使用するファイルが#35～#50までしかないため、太い根管では根管の根尖側1/3の根管形成が十分に行えない可能性があります。樋状根では絶望的で、ファイルが接触できない根管内壁の割合が増えます。Ni-Tiファイルで形成してエックス線写真上の根管充填が一見良さそうにみえても根管内の細菌が残存しています。エックス線写真像だけからは予後を予測できません。

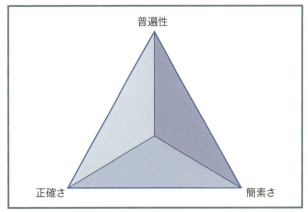

図17-2 理論評価のフレームワーク．

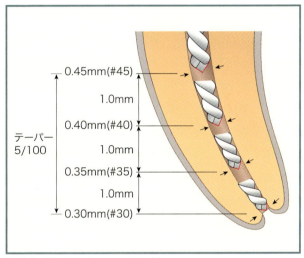

図17-3 Step-back preparation法．

d．アピカルシートの形成方法

アピカルシートを形成し、フレアー形成を行う従来の方法では、根管壁を掻爬することを指先の感覚で確認できます。#20まで根尖孔の穿通した場合には#25から、穿通を#15で留めた場合には#20から、それぞれ#40～#50、あるいは#35～#40までアピカルシートの形成を行います。

根尖孔を#20まで拡大したのちに#25ファイルを根管に挿入して根管長までの距離が1mmであれば、アピカルシートの位置まですでにファイルが到達しているので、#25で根管形成する必要はありません。根尖孔を穿通後に適切な根管のフレアー形成をしていれば、ワンサイズ太いファイルを入れた場合、アピカルシートの1mm手前までファイルが到達します。適切な根管のフレアー形成を実践するには、切削しずらいアピカルシート上方の数ミリの根管内壁を形成できていることがポイントに

なります。step-back preparation法は根管に5°のフレアーを付与することが可能です（**図17-3**）。

アピカルシート部はトルクコントロールを意識して、根管内壁にレッジを形成しないように「30°以内のねじれとかき上げ運動」か「balanced force運動」（**図10-3**参照）で形成します。この際、ファイルの操作回数に比例して切削片が発生するため、ファイル操作の回数が増えれば発生した切削片を根尖孔に詰めて「開かない根管」をつくってしまうリスクが高まります。これを避けるために、ファイル操作の回数を決めておきます。JHエンドシステムでは最大6回（3秒間）のturn and pull操作を行ったら、アピカルシートの形成がまだ終了していなくとも一度ファイルを根管から出して、刃部に付着した切削片を拭い取り、ルーティーで根管の内壁をフレアー形成しつつ根管内に浮遊する切削片を根管外へ洗い流すことで根

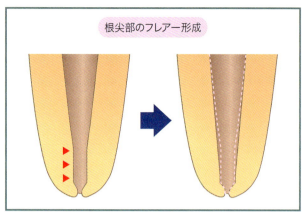

図17-4 根尖部付近のフレアー形成は困難である（赤矢頭）．アピカルシート上方の数ミリの根管の内壁を形成する．

尖孔部の目詰まりを防止しています．この操作を省略すると，ファイル刃部の溝に入りきらない切削片を根尖孔外へ押し出すか，詰めてしまいます．「急がば回れ」です．

最終拡大号数のファイルを用いてアピカルシートの形成が終了したら，再帰ファイリング，根管洗浄を行って，1つ大きめのファイルを根管に挿入し，アピカルシートの1mm上方まで挿入できることを確認します（**図17-1**参照）．挿入できていれば，アピカルシート上方のフレアー形成（5°〜6°）が適切にできていることを保障してくれます．

これは，step-back preparation法で，5°のフレアー形成が可能なのと同じ理論に基づいています（**図17-3**参照）．逆に，フレアー形成が不十分であれば，アピカルシート上方1mmまではファイルが到達しません．アピカルシート上方の根管のフレアー形成の成否はスプレッダーの到達位置にも影響します（**図17-4**）．アピカルシート上方の数ミリ部分がシングルポイント根充であれば，アピカルシート部の封鎖が不十分になるため，エックス線写真ではわかりにくいのですが，緊密な根管充填ができないため，再感染するリスクが高くなります（**図18-3**参照）．

講演会などの質疑応答の場で，「根管を何号まで拡大すれば良いのですか」という質問を受けることがあります．生理学的根尖孔が#15前後であれば，#40か#45あたりまで拡大することが多いのですが，根尖孔が大きく破壊されていれば，根管の内壁を搔爬して，ガッタパーチャが止まる土手を形成できる号数が回答となるでしょう．

アピカルシートの形成位置は臨床的にはこれまで考えられてきた生理学的根尖孔の上方1mmで臨床上は問題ないと思います．狭窄根管では1mmから1.5mmへ延ばすこともあるでしょう．一方，0.5mmに設定するのは危険です．誤って根尖孔を破壊すれば，トラブル（術後疼痛，出血，根尖周囲組織の損傷）につながります．

根尖孔を壊すと患者の自覚症状が出るので，歯科医師は自分の治療に対して疑心暗鬼になるでしょう．ファイルを根尖孔付近まで入れると患者は痛みを訴えることが多いので，治療時間も浪費します．根尖孔を壊しておいてFC（FC）を貼薬すれば，「傷口に塩を塗る」よりも有害な「傷口に劇薬を塗る」ことになり，根尖周囲組織への損傷が拡大します．

確かな根管治療実践のための形式知

No.18 再帰ファイリング (recapitulation, apical patency)

a. 根管の目詰まりを防止

アピカルシートから根尖孔までの長さ1mmの狭い空間に停滞して詰まりかけた切削片を細いファイル(#15)刃部の溝に絡めて根管外へと洗い流し，根管の目詰まりを防止するために不可欠な操作です(**図18-1**)．穿通と似ていますが，役割が違います．

アピカルシート形成をともなう根管の拡大形成法においてはファイルを交換するごとに必ず行います[1]．

1997年の論文[2]では，米国の48校の歯学部のうち50%しか「再帰ファイリング」の概念と技術を教えていません．日本でもまだあまり教えていないと思います．アピカルシート形成だけで再帰ファイリングを教えていなければ，トラブルが発生する確率が高いと思います．

根管形成中に発生する切削片(dentin plug あるいは dentin mud)を頻繁に根管から洗い流しておかないと根尖孔部に詰めたり，根尖孔外へ押し出します．従来のアピカルシートを形成する術式では，アピカルシートから生理学的根尖孔までの空間にわずかな切削片が詰まると，その後の根管拡大がスムーズに進まないばかりでなく，「切削片による充填層(俗に牙粉根充という)」ができ上がってしまいます[3]．

抜髄症例で根管に細菌がいなければ大丈夫かもしれませんが，感染根管では予後が悪いでしょう．再帰ファイリングによる術後疼痛をおそれるよりも根尖孔部に切削片を詰めてしまうほうが問題は大きくなります[4]．

最近，再帰ファイリングを行って根管内の気泡が取り除かれることによって根管洗浄の効果が上がることからも再帰ファイリングの意義が報告されています[5]．

b. フレアー形成

根管の拡大形成はときに「トンネル工事」にたとえられますが，拡大形成された根管はトンネルとは異なり直径が同じではなく根管口から根尖孔へ向かって5°～7°程度の傾斜がついて徐々に狭くなっていきます．

アピカルシートを形成するステンレス製ファイルを使用した従来の術式では，根管口からアピカルシートまで

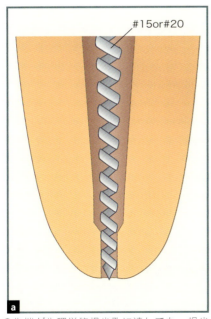

図18-1a ファイルの先端が生理学的根尖孔に達しても，根尖孔の拡大はできない．さらに0.5～1mm程度ファイルを根尖孔から押し出してからファイルにひねりとかき上げ運動をさせる．

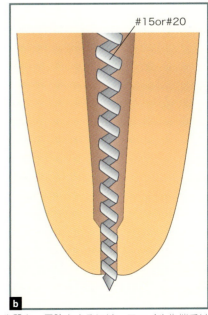

図18-1b 根尖孔の歯質を一層除去するには，ファイル先端ではなく刃部が接触しなければならない．

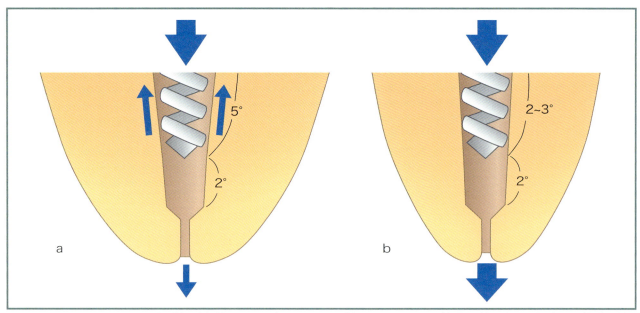

図18-2a, b **a**：ファイルのテーパー2°でも根管には5～6°のフレアーを付与する．フレアーが十分に付与されていれば，圧が根管口側に逃げるので，根尖外へ押し出される内容物や空気はほとんどないが，**b**：フレアー形成が不十分であると根尖外へ内容物や空気が押し出され，術後疼痛を起こすリスクが高まる．

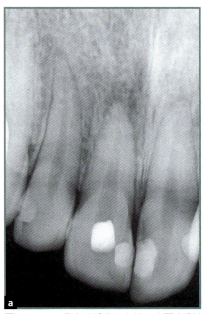
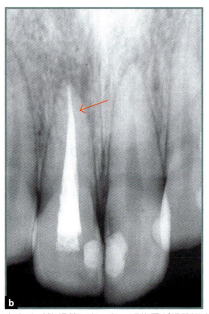

図18-3a, b 患者は19歳の女性．上顎右側中切歯の抜髄処置後放置していたため感染根管になった．研修医が根管治療を行ったが，根尖付近のフレアー形成が不十分で，シングルポイント根充（**図b**：赤矢印）になっている．

に5°～7°と生理学的根尖孔までの1mm程度の部位には2°のフレアーを付与します．

一方，Ni-Tiファイルでは，根管口から生理学的根尖孔まで根管に移行的なフレアーを付与します．

根管充填を行うには，適度なテーパーが必要ですから，根管には適度なフレアーを付与する必要があります．弯曲根管の古典的な拡大方法であるstep back preparation法では，根管に5°のフレアーを付与できます（**図17-3**参照）．

根管のフレアーが不十分であれば，根管の内容物を根尖孔から押し出す量が増えるため，術後疼痛を起こすリスクが上がります（**図18-2**）．側方加圧根管充填を行う場合には，スプレッダーをアピカルシート上方1～2mmの位置まで挿入できないため，「シングルポイント根充」状態になり根尖孔部の封鎖性が低下します（**図18-3, 4, 図17-4**参照）．もっとも，根管内の感染源が取り除けてい

確かな根管治療実践のための形式知

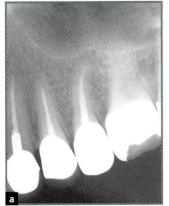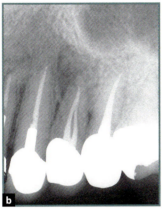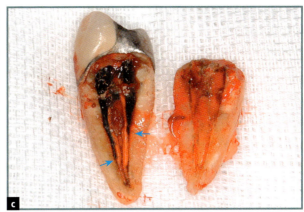

図18-4a〜c 上顎左側第一小臼歯が歯根破折していた症例．**a**：数年前．**b**：歯肉の腫脹と咬合痛を訴え来院した．**c**：最初に根管上部をピーソリーマーなどで大きく拡大してしまうと，根尖部の形成の際にファイルの抑えができない．根管部が過度に拡大されたため，根尖部が「シングルポイント根充」状態になっている．頬側根ではメインポイントの3〜4mm，口蓋根では5mm以上の上方までしかアクセサリーポイントが挿入されていなかった（青矢印）．

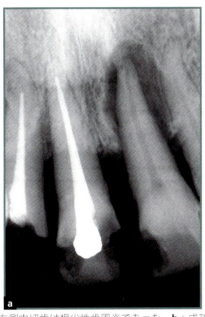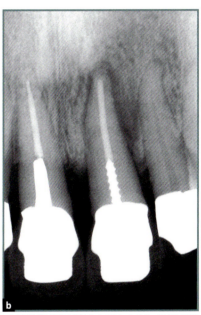

図18-5a, b **a**：上顎左側中切歯は根尖性歯周炎であった．**b**：成功の確率は高くないが，根管内の感染源が取り除かれていれば，治癒の機転をとることもある．

れば，シングルポイント根充でも治癒の機転をとりますが（**図18-5**），成功の確率は下がるでしょう．

第106回歯科医師国家試験では，フレアー形成を行う根拠を問う問題が出題され，「根管充填の緊密化」が正解でした．根管に適度なフレアー形成が付与されていれば，スプレッダーの先端がアピカルシート手前まで挿入可能なため，根尖孔部の封鎖が確実にできます．さらに，根管治療中にテーパー2°のファイルを挿入した際に根管の内容物を根尖孔から押し出すリスクが軽減されるため，術中および術後疼痛が生じにくいという利点もあります．

参考文献

1. Flanders DH. Endodontic patency. How to get it. How to keep it. Why it is so important. N Y State Dent J. 2002. 68：30‐32.
2. Cailleteau JG, Mullaney TP. Prevalence of teaching apical patency and various instrumentation and obturation techniques in United States dental schools. J Endod. 1997；23：394‐396.
3. Gimlin DR, et al. The effect of apical foramen patency on condensation stresses. Endod Dent Traumatol. 1986；2：252‐255.
4. Torabinejad M, et al. Factors associated with endodontic interappointment emergencies of teeth with necrotic pulps. J Endod. 1988；14(5)：261‐266.
5. Vera J, et al. Dynamic movement of intracanal gas bubbles during cleaning and shaping procedures: the effect of maintaining apical patency on their presence in the middle and cervical thirds of human root canals-an in vivo study. J Endod. 2012；38：200‐203.

Part 2

No.19 根管洗浄

a. 切削片除去法の再考

根管内壁をファイルで掻爬した際に発生する切削片を根管口外へと洗い流す操作です．切削片を根尖孔外へ押し出したり，根尖部に詰めてしまわないために必須のステップです．根尖孔からの押し出しを最小限に留めないと術後疼痛の原因になります．

近年，根管洗浄の重要性が強調されています．複雑な根管系の根管壁をすべて機械的には拡大清掃できないことから，化学的に，具体的には根管内に次亜塩素酸ナトリウムを20分から30分間作用させて，バイオフィルムと歯質を一層溶かせば良いという考えがあるようです．

Schilder[1]は多量の次亜塩素酸ナトリウム（ヒポクロ：97％ NC）で根管洗浄することで，切削片（dentin plugあるいはdentin mud）を根尖孔部に詰めないように工夫しています．彼の論文には，患歯1本当たりヒポクロを平均して39ml使用すると書かれています．

自分の臨床経験からは1歯あたり40ml近い量のヒポクロを使用する意義を感じませんが，米国式の歯内療法を学んだ日本人の歯科医師も同じように多量のヒポクロで根管洗浄することを推奨する傾向があるようです．ヒポクロの強力な殺菌作用と有機物溶解作用により切削片と根管の内壁を一層溶解する効果を期待しているようです．1974年当時のSchilderの論文では，まだヒポクロと過酸化水素を用いて根管を交互洗浄しています．

b. NCとOXの交互洗浄の効果は期待できない

GrossmanがNC（次亜塩素酸ナトリウム）＋OX（オキシドール）による根管の交互洗浄の効果を報告したのは1943年です[2]．

一方，SvecらによってNC＋OXの交互洗浄は生理的食塩水と比較して有意な効果がないと報告されたのは1977年です[3]．

学生時代に習った化学式（$NaClO + H_2O_2 \rightarrow NaCl + H_2O + O_2$）をよく考えると，NC＋OXの交互洗浄の結果，食塩水と酸素が発生しますが，ビールの泡と同じく根管上部で酸素が発泡しているので，根尖孔付近の洗浄効果は期待できませんし，根尖孔外へ薬液が漏れては気腫を引き起こすリスクがあります．日本では未だに卒前教育やOSCEでNC＋OXの交互洗浄を教えていますが，根管洗浄効果を高めるためには超音波洗浄器か亜音波洗浄器の併用が有効です[4]．

c. ヒポクロによる根管洗浄

筆者はグラスゴー大学歯学部歯内療法学分野のSaunders教授（当時）の根管治療を見学し（1993年），欧州の歯学部では根管の交互洗浄を行っていないことを知り，そこから文献を調べ，NCのみを根管に使用するようになりました．また，現在では，NCの効果を高めるために，根管にNCを入れたのち，亜音波洗浄器（ルーティー）の水を止めて根管内をNCによる亜音波洗浄を行いますが，せいぜい20秒か30秒程度です．

単根歯に入れるNCは3滴くらいですから，約150μlです．3回行っても450μlで，Schilderの使用した量の100分の1程度です．もっとも，ルーティーで全周ファイリングする際に使用する水の量はかなり多く，20〜30ml程度かもしれません．多量の溶液で根管から異物を取り除くことが最重要なのだと考えています．

次亜塩素酸ナトリウムを根管に数滴入れると発泡します．激しく発泡する場合には，根管壁の汚染度が高いと考えられます．この発泡する度合いを観察すると，拡大形成の前後でかなり異なるのがわかります．根管の感染源を除去できた目安の1つになります．

米国の歯内療法専門医は根管の拡大形成後に根管にヒポクロを入れて20分以上消毒するという話を聞いたことがあります．この方法が，側枝にガッタパーチャを充填する秘訣だという噂を聞いたことがありますが，彼らは「病気」ではなく「エックス線写真」を治療していたのだと思います．

筆者はそのようなことはしていません．根管に2，3滴のヒポクロを滴下し，ファイルの先端1～2mmで根管の内壁を数回のファイル操作（ねじれとかき上げ運動あるいはbalanced force technique）で拡大形成します．その後は，アピカルシート形成時に発生した切削片を頻繁に亜音波洗浄器（ルーティー）でフレアー形成を行いながら同時に切削片を根管口外へと洗い流します．発生した切削片をまめに洗い流すことが根管を詰まらせない秘訣です．

根管形成にともない発生する切削片を取り残せば，根尖孔部の封鎖が不十分になることが以前から報告されています[5,6]．最近，ヒポクロと超音波洗浄器の併用によって切削片を効果的に除去できることが報告されています[7]．ヒポクロの殺菌および洗浄効果を高めることが期待されるので今後は普及するでしょうが，ヒポクロの飛散には注意が必要です．ラバーダム防湿が有効なことは明らかです．

ヒポクロで根管洗浄する場合，根尖孔付近までノズルを挿入して洗浄できれば効果的ですが，根尖孔から薬液が溢出すると，術後疼痛の原因になります[8]．

最近は，根管洗浄用のノズルが開発されていますが，洗浄時間がかかりすぎるので，コスト面からは実用的ではありません．根管内を洗浄するために効果だけでなく，効率的で為害作用が少ない方法を選択するのが現実的です．

d．亜音波洗浄器（ルーティー）が使用できる場合

JHエンドシステムの根管洗浄では，亜音波洗浄器（ルーティー）にマニー社のKファイル（♯25か♯30）を取り付けて，ファイル先端部をしならせ，根管の内壁に接触させ，根管壁を下から上方に掻爬しながら操作します（図19-1）．マニー社のKファイルに比べてUファイルは剛性が低く非常に折れやすいので，「キャビテーション効果」のみを期待して根管壁を掻爬するような使用は避けます．

一方，マニー社のKファイルは剛性が高く折れ難いので全周ファイリングに適しています．根管の内壁のなかでもアピカルシート上方数ミリの部分がもっとも掻爬しにくいので，ファイルの先端部の数ミリの刃部で根管壁を掻爬する練習が必要です．Ni-Tiロータリーファイルでは根尖付近の形成量が少ないため，感染源を残してしまうリスクがありますが，この方法であれば，一部のフィンを除けば根管系の内壁全周を面で掻爬でき，切削片を

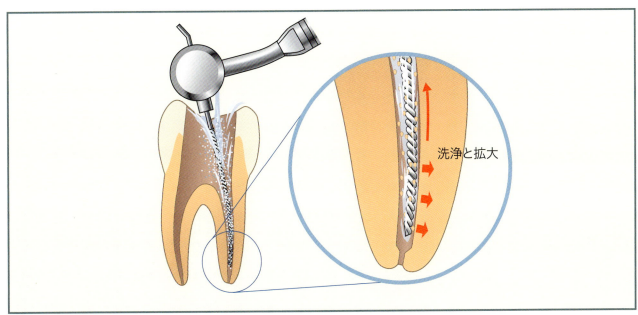

図19-1 ルーティー（亜音波）を使用した根管洗浄と拡大．

多量の水で洗い流せるので，感染源除去とフレアー形成が同時に達成できるため治療効果が上がります．

e. ルーティーが使用できない場合のフレアー形成

卒前の基礎実習と同様の方法で根管治療を行っていれば，根管治療は苦行です．いまさら，非効率な術式で治療したいとは思いませんが，機材がない環境で治療を行わざるを得なければ，下記の点に留意して治療を行うと良いでしょう．

切削片が詰まりやすいことをまず念頭において，まめに根管洗浄を行うことが不可欠です．アピカルシート部の拡大形成が進むごとに根管内を洗浄して切削片を洗い流したのちに同じ号数のファイルを根管のアピカルシート部上方まで挿入してから手用ファイルの先端部分をしならせて，アピカルシート上部をファイルの先端部からやや上方の部分で一層掻爬します（全周ファイリング）．

ファイルをしならせて使用するので指先が痛くなるため長時間の操作はつらいかもしれません．また，切削片が多量に出るので，毎回洗浄しないと根管に切削片を詰まらせてしまいます．卒前の基礎実習で習う根管洗浄では，ヒポクロをシリンジで根管内へ入れて行うか，綿栓に浸み込ませて行いますが，洗浄効率が低いため，切削片を根管内から洗い流すことが不十分で根尖部に切削片を詰まらせてしまうリスクが高いと思います．卒前の基礎実習の改善が必要でしょう．

再帰ファイリングで，切削片の目詰まりを防止することが必要ですが，教えていない大学もあるようですから，卒後の研修で正しい理論と術式を学ばなければ，根管治療の腕前は学生時代のそれとほとんど変わらないかもしれません．

参考文献

1. Schilder H. Cleaning and shaping the root canal. Dent Clin North Am. 1974；18：269-296.
2. Grossman LI. Irrigation of root canals. JADA. 1943；30：1915.
3. Svec TA & Harrison JW. Chemomechanical removal of pulpal and dentinal debris with sodium hypochlorite and hydrogen peroxide vs normal saline solution. J Endod. 1977；3：49-53.
4. Baumgartner JC, Mader CL. A scanning electron microscopic evaluation of four root canal irrigation regimens. J Endod. 1987；13：147-157.
5. ElDeeb ME, et al. The dentinal plug: its effect on confining substances to the canal and on the apical seal. J Endod. 1983；9：355-359.
6. Yee RD, et al. The effect of canal preparation on the formation and leakage characteristics of the apical dentin plug. J Endod. 1984；10：308-317.
7. van der Sluis LW, et al. Study on the influence of refreshment/activation cycles and irrigants on mechanical cleaning efficiency during ultrasonic activation of the irrigant. J Endod. 2010；36：737-740.
8. Brown DC, et al. An in vitro study of apical extrusion of sodium hypochlorite during endodontic canal preparation. J Endod. 1995；21(12)：587-591.

No.20 根管拡大の方向性

a．Step back法 vs Crown down法

　根管拡大の方向によって「step back法（根尖孔から根管口へ拡大）」あるいは「step down法（根管口から根尖孔へ拡大：crown down法とも言う）」の2通りがあります．

　米国の歯内療法専門医のアンケート調査では，step back法は6.4％ crown down法が46.8％，コンビネーションが50.5％です．Ni-Tiロータリーシステムはファイルの特性から自動的にcrown down法になりますから，いずれの方向でも適切に行われていれば良好な結果を得られることがわかります．根管系の拡大形成と感染源の量的減少が低侵襲で行えれば，臨床的には良い結果が得られます．

　感染源の大部分が根管の上部に存在するため，最初にこの部分を拡大形成することで根尖孔外へ感染源を押し出さないのがcrown down法の利点として報告されています．単根歯で，歯髄腔の広い患歯ではcrown down法で根管形成をするのが効率的です（**図20-1**）．

　現在の世界的なトレンドはcrown down法ですが，この傾向は「Ni-Tiロータリーシステム使用派」の意見でもあります．逆に言えば，Ni-Tiロータリーシステムはcrown down法でしか根管拡大ができないシステムです．どちらが良いという議論になりにくいテーマですが，どちらの方法であっても根管治療の目標を達成することが可能です．

　第106回歯科医師国家試験に，「Ni-Tiロータリーファイルを用いた根管形成において，crown down法を用いる理由はどれか．2つ選べ」という問題が出題されました．「切削効率の向上」と「器具破折リスクの減少」が正解でした．繰り返しますが，Ni-Tiロータリーファイルはcrown down法でしか使用できない器具です．ファイル先端部の切削能力が低いためと，ファイルが破折することを極力防止することが目的で考案されたシステムです．

　根管の根尖側1/3の形成を行う前にあらかじめ根管上部をある程度拡大しておいて根尖付近の根管拡大を容易にすることを目的とした「pre-enlargement」という概念があり，Ni-Tiロータリーシステムを使用する場合にはこのコンセプトが使われています．glide path形成と同じ考えです．

　日本では，主にアピカルシートを形成しながら根管上部へと拡大する方法を教えています．しかし，このアピ

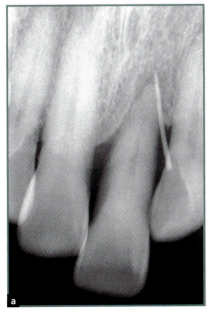
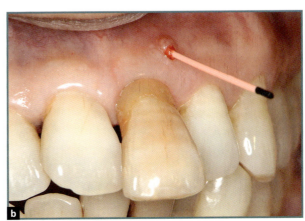

図20-1a, b　患者は63歳の男性．上顎左側中切歯部の歯肉の痛みを主訴に来院した．初診時のエックス線写真と口腔内写真．

Part 2

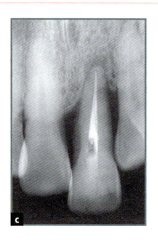
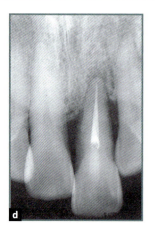
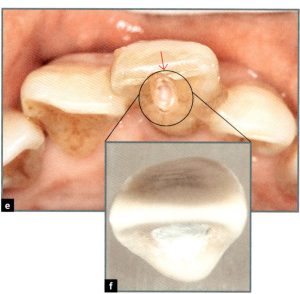

図20-1c, d　単根歯で，歯髄腔の広い患歯ではcrown down法で根管形成をするのが効率的である．e：切端寄りの歯質を切削することで，ファイルの操作が容易になる（赤矢印）．f：通常の天蓋除去（**図12-3**参照）．

カルシート形成にともない切削片を根管に詰めてしまい，根管形成に失敗する誤謬が未だに繰り返されているようです．各治療ステップの意義と術式が確実に実践できていないことが原因でしょう．

b．「手用ファイル vs Ni-Ti ロータリー」は「個体医療 vs マスの医療」の関係

Ni-Tiファイルをエンジンに取り付けてcrown down形成する場合，根管上部から根尖方向へ拡大形成します．規格化されたファイルで切削するため，歯質を均等に切削できますが，これは，「根管系の多様性」を考慮していない考え方と言えます．「最大公約数的な根管形成」と言えるでしょう．自然（人体，根管）と協調する東洋的な考え方ではなく，自然を征服する欧米の論理中心主義的な考え方の延長のような気がします．当然ながら長所もあれば短所もあります．この考え方によって，根管形成に要する時間は大幅に短縮できましたが，歯質の過剰切削と根尖孔を破壊するリスクが高いのが問題です．また，手用ステンレス製ファイルに比較してNi-Tiロータリーシステムでは根管壁を掻爬（切削）できる割合が低いことが報告されています[1]．

根管の内壁を十分には掻爬できない場合に感染源が残りますが，これが予測できません（**図8-8c, d**参照）．Ni-Tiロータリーシステムでは「指先の感覚（触覚）」も頼りになりません．根管の内壁へのファイルの接触面積が低いことを補うために，また根管内の化学的洗浄のために20〜30分も根管洗浄をしていては，トータルの治療時間は変わりません．コストも高くつきます．

論理的思考（ロジカルシンキング：垂直思考）がとくに発達した欧州では，ものごとの曖昧さを嫌い，問題を細かく分析し，思考そのものよりも結論にいたる思考の道筋を重視する傾向があるようです．

筆者は自然（根管系）の多様性を理解し，それぞれの根管系に応じた拡大形成を施すほうが医療の質は高いと考えています．根管とファイルを「刀」と「鞘」に例えた場合，crown down法で根管上部から根管を大きく拡大すると，根管とファイルが接触するのがファイルの先端部から数ミリ上方の部分に限局されます．楕円の根管では器具が接触しない根管の内壁の割合が上がります．

結局は簡便に根管壁を高確率に掻爬できる方法が理想です．もっとも，手用ファイルで根管形成を行う場合，術者の熟練度と経験によっては治療ミスが起きやすいのも事実です．

前述のとおり，Ni-Tiロータリーファイルを用いた根管形成の欠点を指摘してself-adjusting file(SAF)がイスラエルの会社で製作され，日本でも認可が下りました[2]．Ni-Tiロータリーファイルによる回転切削運動の限界と短所を補填できるファイルとして登場したこのSAFですが，理論と実践における普遍性，簡素さ，正確さに関する評価はこれからなされるでしょう．個人的には切削効率に難があるのではないかと感じています[3,4]．

参考文献

1. Yin X, et al. Micro-computed tomographic comparison of nickel-titanium rotary versus traditional instruments in C-shaped root canal system. J Endod. 2010；36(4)：708-712.
2. Metzger Z, et al. The self-adjusting file(SAF). Part1: respecting the root canal anatomy--a new concept of endodontic files and its implementation. J Endod. 2010；36：679-690.
3. 平井 順，高橋慶壮．臨床歯内療法学―JHエンドシステムを用いて―．東京：クインテッセンス出版，2005．
4. 高橋慶壮．歯内療法 失敗回避のためのポイント 47―なぜ痛がるのか，なぜ治らないのか―．東京：クインテッセンス出版，2008．

No.21 根管の切削

a. ファイル刃部の溝の清掃方法

ファイル刃部の溝（flute）に付着した切削片を残したまま根管に再度ファイルを挿入すると，切削片や根管の内容物の「押し出し」の原因になります．ファイルを毎回超音波洗浄すれば理想でしょうが，現実的には時間がかかりすぎます．

ファイル刃部の溝に付着した切削片をアルコールガーゼで拭うときに，ガーゼでファイルを摘んで引っ張る歯科医師や衛生士がいますが，正しくありません．ファイル刃部の溝には切削片が付着したままです．アシストにアルコールガーゼをもった親指と人差指とでファイルを摘んでもらい，術者がファイルを逆回転（左回転）に回し，ファイル刃部の溝に溜った切削片を取り除くことが推奨されます．

b. ファイルの選択

切削効率が良く，オリジナルの根管から逸脱しないで拡大形成できるファイルが理想ですが，現時点では存在しません．JHエンドシステムではジッペラー社のステンレス製手用Kファイルを使用しています．ジッペラー社のファイルはしなり度が高いのが特徴で，根尖側1/3の彎曲部の形成に適しています．

Ni-Tiファイルはステンレス製ファイルと比較すると，しなり度が非常に高いため，彎曲根管にもよく追従しますが，切削能力が劣ります．ファイルの選択に際しては「切削効率」と「彎曲根管への追従性」のどちらを重視するのかのジレンマがあります[1,2]．根管の彎曲度合いが強ければ，彎曲根管への追従性を重視したほうが失敗は回避できますが，治療時間が長くかかります[1,2]．根管本来の形態を保持した根管形成が良好な予後に貢献することは明らかです[3]．

一方，直線的な根管であればファイルのしなり度が低くても問題にはなりません．たとえばwatch winding運動で根管拡大してもレッジはできませんが，力の入れ具合によって根尖孔を壊すリスクは残ります．

c. 過剰切削

三次元的に彎曲した根管系の根管壁を過剰に切削すれば，作業長が短くなります．たいていは，「根管の直線化」が生じています．根管の「直線形成」と称して回転切削器具で根管を過剰に切削している術者もいます．治療時間を少し短縮できるかもしれませんが，穿孔や歯根破折を起こすリスクを高めています．

Hファイルを使用して過度なファイリング運動をする歯科医師も同様です．根管壁を過剰に削ったり，クラックを形成したり，根尖部付近の彎曲部の外彎側を過剰に削って根管本来の形態が損傷されれば歯質の厚みは減少し，根管長は短くなります．

ファイルを交換するごとに根管長測定器を使用することを推奨する術者は根管長が徐々に短くなっていくことを根拠にしているようですが，根管系を保持した根管形成が行われていないことが主な理由です．歯質を過剰に削りすぎなのです．根管の直線形成や回転系切削器具の過剰な使用，過度のファイリング運動が原因です．ファイルをオリジナルの根管に合わせられていないのでしょう．#15ファイルで根管長測定直後に根管から取り出したファイルの彎曲した形態から根管の三次元的な彎曲形態を推測して，#20以降のファイルに#15ファイルに付

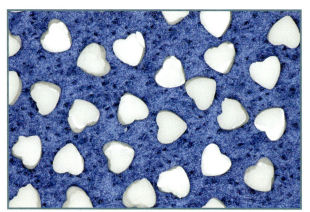

図21-1 ハート型にパンチングして自作したストッパー．

与された弯曲を模したプレカーブを付与する配慮が必要です．

d．ストッパー

メーカー間の差がありますが，ほとんどすべてのメーカーのストッパーがファイルに付けて数回上下に動かしただけでゆるんでしまい正確な根管長測定に支障が出ます．このストッパーのゆるみが理由で毎回根管長測定器を使っている術者がかなりいると思いますが，毎回根管長測定するのは時間の無駄です．JHエンドシステムでは，サカセのシリコンシートをハート型にパンチングして自作して使用しています（図21-1）．

アピカルシートの形成を行わない（行えない）Ni-Tiロータリーシステムで根管拡大を行う際，もしもストッパーがずれれば容易に根尖孔の破壊につながります．術後疼痛や長期的には歯根破折を起こすリスクを高めます．歯内療法を行う際には歯科医師も企業ももっと「ずれないストッパー」の重要性に関心をもつ必要があるでしょう．

参考文献

1．Pettiette MT, et al. Endodontic complications of root canal therapy performed by dental students with stainless-steel K-files and nickel-titanium hand files. J Endod. 1999；25(4)：230-234.
2．Schäfer E. Root canal instruments for manual use: a review. Endod Dent Traumatol. 1997；13(2)：51-64.
3．Pettiette MT, et al. Evaluation of success rate of endodontic treatment performed by students with stainless-steel K-files and nickel-titanium hand files. J Endod. 2001；27：124-127.

Part 2

No.22 トラブルシューティング

a. レッジの形成と防止

　根管壁に，とりわけ根尖付近の外弯側にレッジを形成するとリカバリーは困難です（**図22-1**）．なるべく，根尖孔付近に切削片を詰めない，トルクコントロール下で根管の内壁を掻爬する，根尖孔を壊さないことがもっとも確実で，安全な方法です．根管にファイルを挿入したのちにファイルの先端部を錐を使う要領で「錐揉み回転」して使用するのではなく，刀と鞘の関係を想像して，ファイル刃部をなるべく広い範囲で根管壁に接触させて根管壁を一層ずつ掻爬するというイメージが適切でしょう．服にブラシをかけるように，ファイル刃部で根管壁を擦って掻爬します[1]．

　弯曲根管の外弯側の過形成やレッジ防止のためにファイル外弯側の刃部をやすりで削って切削能力を下げたWeine[2]のアイデアは素晴らしいと思います．ただし，時間と手間がかかります．根管の外弯側の歯質が厚い部分を切削するanti-curvature filingは根管の弯曲度を下げるための有用な工夫です（**図10-3参照**）．

b. 根尖孔部を切削片で詰めた場合の対処法

　根管形成中に突如としてファイルが根尖孔の手前から進まなくなることがあります．切削片が根尖孔上部に詰まってファイルが先に進みにくくなっている状態ですが，ここでイライラしたり，パニックになって，根管壁にレッジを形成するくらいの強い力でファイルをねじったり，根尖孔方向へ押してしまうことなどは厳禁です．ますます切削片を根尖孔部に詰めてしまうか，オリジナルの根管から逸脱してトランスポーテーションを起こしてしまいます．

　なぜファイルが先に進まなくなるのでしょうか．原因は，アピカルシート付近でのファイル操作が長すぎるために発生した多量の切削片を根管外へと洗い流すことなくコンデンスして根管に詰めてしまうからです．フレ

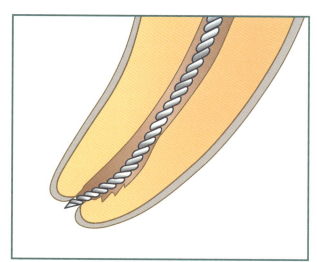

図22-1　細いファイルを小臼歯のように根管中央部が頰舌的に広く，根尖部数mmの根管が弯曲しながら狭くなっている根管に挿入すると，ファイルには腰がないので容易に曲がり，先端に穿通力が伝わらず，レッジを形成しやすくなる．この場合，リカバリーは困難である．

アー形成が不十分なことが多いのでしょう．ファイルを根管に入れるという操作は切削片を根尖方向へ詰めてしまうことを意味しています．

　根管壁をファイルで掻爬すれば必ず切削片が発生するので，根管内壁をファイルで1回削るたびに根管洗浄すれば絶対に切削片は詰まらないでしょうが，治療時間が長くかかります．現実的には，根管内壁をファイルで切削する回数を制限して，発生した切削片を根管外へと洗い流すことで，根管に切削片を詰めることを回避できます．

　JHエンドシステムではリズミカルに1秒間に2回，合計6回（3秒）以上は根管壁を切削しません．6回以内のファイル操作でアピカルシート部の形成が終了しない場合には，フレアー形成と再帰ファイリングを行って，根管内に浮遊した切削片とファイル刃部の溝に付着した切削片を拭い取り，根管内の切削片を洗い流したのちに再度同じファイルを根管に挿入してアピカルシート部の形成を行います．

　もしもアピカルシートから生理学的根尖孔までの空間に切削片を詰めたら，対応策として，まず根管内にヒポ

クロを入れ，細いファイルに交換して詰めた切削片を崩すイメージで，ラスピング運動のみで，根尖孔方向へファイルを進めます．

まずはゆっくりとていねいにヒポクロで根管洗浄します．ファイル先端を曲げ，アンテナの要領で，根管内壁を探索し，切削片を少しずつでも崩して根尖側方向へ進む道を探りながら洗浄を繰り返します．

もっとも，こうした時間がかかる割には成功率も低いリカバリーを行わないですませるためにも根管洗浄と再帰ファイリングを頻繁に行うことをお勧めします．「急がば回れ」です．

また根管が狭いと，根管洗浄してもヒポクロが根尖孔付近に到達しません．狭窄した根管ほど，最初に根尖孔を穿通できた号数のファイルを用いて，根管口から根尖孔まで抵抗なくファイルが進むまでラスピング運動とねじれとかき上げ運動で glide path を形成すれば，その後の治療ステップが容易に進みます（**図15-1**参照）．

根管の外弯側にファイルが擦れて抵抗を感じていたのが消えれば，石灰化により狭窄したオリジナルの根管にテーパー2°のファイルがスムーズに通せる空間が形成されたことを意味します．失敗症例の多くでこの操作ができていないように思います．この治療ステップで手を抜くと，つぎの号数のファイルを使用するときに根尖部に切削片を詰めてしまい，永久に根尖孔の穿通ができなくなってしまいます．根管拡大の初期の段階でもっとも陥りやすい失敗（誤謬）です．軸壁形成が不適切な場合には，ファイルが根管壁に摩擦しているので，手指の感覚で判断できると思います．

c. フレアアップ（術後の急発）をおそれるよりも自身の研鑽を積む

根管形成にともなって根尖孔から切削片を多少押し出すため，術後疼痛を生じることがあります．「フレアアップ（術後の急発）」することもあるでしょう．

文献的なフレアアップの発生頻度は8.4%です[3]．まだ明らかにされていない関連因子がたくさんあると思います．根尖周囲に透過像がある患歯ではそうでない患歯の9.6倍フレアアップが起きる確率が高い[4]ことも根管内に棲息する細菌量が前者のほうが多いことを考えれば納得できます．

しかし，フレアアップのリスクはほかのリスクと同様にまだ確率論の世界から抜け出せてはいません．まれに生じるフレアアップをおそれるあまり，穿通後の操作（再帰ファイリング）を怠れば，根管が詰まるかレッジを形成して根管形成が成功する確率が下がります．アピカルシート形成を行う従来の術式では再帰ファイリングを怠れば治療の効率と成功率は下がります．どのような術式であっても，根尖孔外へ切削片を少量押し出しますが，生体が許容できる範囲であれば術後の違和感か一過性の疼痛が出る程度ですみます．

通常は#20ファイルまで根尖孔を穿通させ，根尖孔周辺の歯質を切削しますが，狭窄根管では#15で止めることがあります．強度の狭窄根管や弯曲根管では必ずしも#20まで通す必要はないでしょう．やらないからと言って根管系の感染源を量的にほとんど除去できていれば，予後には大きく影響しません．

フレアアップを起こした経験があると，自分の行った根管治療によって急発するリスクをおそれるあまり，無駄に治療回数を増やしている歯科医師は多いように思います．「羹に懲りて膾を吹く（熱い吸い物を飲んでやけどをしたのに懲りて，酢にひたした食品を吹いてさますという意味で，一度失敗したことに懲りて用心しすぎることのたとえ）」状態と言えるでしょう．

リスク（フレアアップ）を過度におそれても治療時間の浪費が増えるだけです．根管治療の理論を学んで抜去歯や透明模型で練習して実践を積み重ね，自分の根管形成に自信をもてるまで練習することです．

臨床症状がなく，エックス線写真で根尖周囲に透過像を認めなければ，即日根管充填を行っても急発する確率はゼロに近いでしょう．たとえ術後に一時的に痛みが出ても1日程度で治まります．根尖孔外へ押し出した異物は健常者であれば通常は生体が処理してくれます．

一方，臨床症状が認められる，あるいはエックス線写真で根尖周囲に透過像を認める症例では，治療の経緯を確認し，治癒の機転をとるか否かを評価してから2回目に根管充填しても良いと思います（**図8-1**参照）．

根管充填の項で説明しますが，筆者はたとえ臨床症状があっても，根管形成後に根管内を乾燥できれば即日根管充填を行っています．根管（死腔）を緊密に封鎖すれば，

あとは生体が処理できるか否かであり，たいていは治癒の機転をとります．感染源が根管外に残存していれば，臨床症状の改善がみられないため，診断を兼ねて外科的に対処しています[5,6]．

参考文献

1. Jafarzadeh H, Abbott PV. Ledge formation: review of a great challenge in endodontics. J Endod. 2007；33(10)：1155-1162.
2. Weine FS, et al. The effect of preparation procedures on original canal shape and on apical foramen shape. J Endod.1975；1(8)：255-262.
3. Tsesis I, et al. Flare-ups after endodontic treatment: a meta-analysis of literature. J Endod. 2008；34：1177-1181.
4. Iqbal M, et al. Incidence and factors related to flare-ups in a graduate endodontic programme. Int Endod J. 2009；42：99-104.
5. 平井　順,高橋慶壮.臨床歯内療法学―JHエンドシステムを用いて―.東京：クインテッセンス出版，2005.
6. 高橋慶壮.歯内療法 失敗回避のためのポイント47―なぜ痛がるのか，なぜ治らないのか―．東京：クインテッセンス出版，2008.

No.23 根管充填

a. 根管(死腔)には生体防御が働かない

　根管充填の目的は，抜髄および感染根管治療の最終処置として，根管形成後に根管系を三次元的に封鎖して「死腔」をなくし，根管あるいは象牙細管内に存在するわずかな細菌を封じ込め(entomb)，根管と根尖周囲組織との交通を遮断し，根尖部および口腔内から根管への再感染を防止することです．根管(死腔)には自然治癒力はありませんが根尖周囲組織にはあるので，適切に根管充填がなされていれば多くの場合，「治癒」の機転をとります．

　もしも根管充填が適切に行われず根管内に「死腔」が残存すれば，体液が死腔に浸潤して変性し異物反応を起こしたり，アナコレーシスによって根管に再感染が生じるでしょう．もっとも，実際は，根管形成が不十分なために根管内に細菌が残存したまま根管充填されているケースも多いと思われます．

　また根管充填後の仮封に不備があれば歯冠側からの微小漏洩(coronal microleakage)による根尖性歯周炎の再発を生じることがあります．この意味で，根尖孔の封鎖と同様に歯冠側からの根管の封鎖も根管の再感染防止のために重要であり，根管充填後は可及的に早く支台築造を行うことが推奨されます．

b. 再感染の防止

　根管治療は，根管の機械的および化学的な拡大形成による根管系に潜む感染源の可及的な除去と，根管系への再感染防止のための根管充填に分けられます．

　根管形成が適切に行われていれば，樋状根や根尖孔が大きく破壊された患歯などの例外を除けば，根管充填は難しい手技ではありません．適切な根管充填を行うためには適切な根管形成こそが重要です．

　根管充填については，側方加圧根管充填法とSchilder[1]によって1967年に報告された垂直加圧根管充填法の2つに分類されますが，現在は術式や機器が多数開発されており，どのシステムにすれば良いか悩むかもしれません．1997年の論文[2]では，米国の48校の歯学部の89.6%で側方加圧根管充填法を教えています．初心者でも比較的トラブルがなく実践できる方法です．日本の歯科大学でもコールドガッタパーチャポイントを用いた側方加圧根管充填法が主に教育されています．

　たいていの根管ではどちらの根管充填方法でも適応可能です．垂直加圧根管充填法では，側方加圧に比較して便宜形態がやや大きめで歯質の切削量が増える傾向にありますが，樋状根や根尖孔が大きく破壊された難症例で

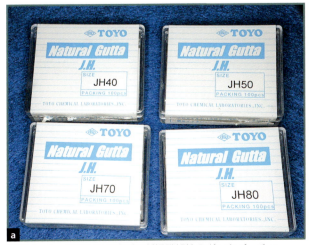

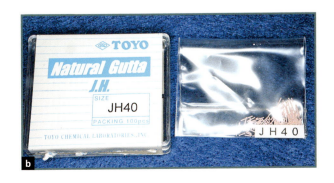

図23-1a, b　東洋化学研究所の低温融解性のガッタパーチャ．

Part 2

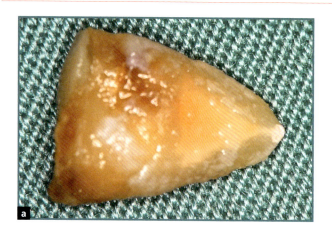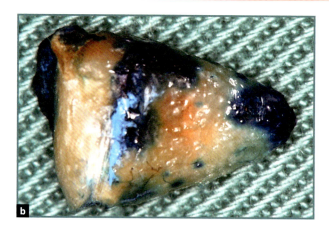
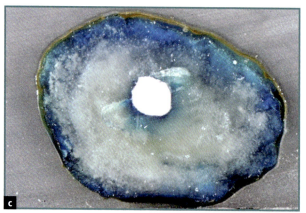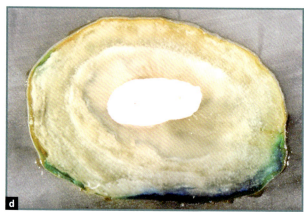

図23-2a〜d ガッタパーチャの色素浸透試験．非常に高い根管封鎖性である．

は垂直加圧根管充填法が有利です[3]．側方加圧根管充填法と垂直加圧根管充填法の両方を症例ごとに使い分けるのが理想です．

c．ガッタパーチャ

　ガッタパーチャは100年以上使用されてきた根管充填材です．生物学的に安定していますが，天然素材の入手が困難になってきているので，人工素材も開発されています．

　ガッタパーチャ自体は根管壁と接着しないため，根管系の封鎖性が低いことから，通常はシーラーを併用します．歯冠修復が適切に行われていないと，歯冠側から根管への微小漏洩によって早期に根尖部に再感染が生じます．既存のシーラーは溶解するため，まだ価格と操作性に課題がありますが，将来的には，接着性レジン系シーラーの使用頻度が増えるかもしれません．

　欧米で販売されている垂直加圧根管充填用の高温融解性のガッタパーチャは口腔内で37℃になると収縮するためシーラーを併用しますが，日本では，東洋化学研究所から低温融解性のガッタパーチャ（**図23-1**）が販売されており，シーラーを併用しなくともガッタパーチャ単体で高い根管封鎖性を実現しています（**図23-2**）．最近ではMTAが使用されることがあります．筆者はまだ穿孔部の封鎖にしか使用していませんが，非常に有効な材料だと思います（**図15-5**参照）．

d．スメアー層の除去

　根管拡大時に形成されるスメアー層をキレート剤（EDTA）で除去したほうが良いという報告が多くありますが，スメアー層は必要だと主張する研究もあります．統一見解はまだありません．

　in vitro の実験からは，スメアー層の除去が根尖孔辺縁からの漏洩の防止に効果があるとされていますが，*in vivo* のデータはまだ皆無です[4]．おそらく，治療結果にかかわる交絡因子が多すぎるので，臨床的な疫学研究か

らは有意差は出にくいでしょう．

筆者は根管治療の手技のなかでスメアー層の除去の優先順位は高くなく，たくさんある因子のうちの1つという程度に認識しています．ある特定の因子が取り上げられて研究が進む過程では，実験条件を少し変えたような研究が増えるため，過剰に伝えられることがよくあります．

e．根管の乾燥

根管の拡大形成が終了したら根管用バキューム，ペーパーポイント，綿栓で根管内の水分を吸収します．「綿栓」だけでは根管内の水分が確実に除去できません．最後は必ずペーパーポイントを根管に挿入し，ペーパーポイントの先が濡れていないことを確認しています．

もっとも，新しいペーパーポイントを再挿入したのちにスプレッダーで加圧すると，ペーパーポイントの先端に少量の水分が付着することから，ペーパーポイントを挿入しただけでは微量の水分が根管内に残存しています．細部にこだわりすぎるときりがなくなりますが，どこにこだわって治療するのかは術者の知識と臨床経験に依存しています．

側方加圧によって根管内壁にガッタパーチャが圧着されていても，わずかな隙間は残るため，この隙間をシーラーで満たします．コールドガッタパーチャを使用する側方加圧根管充填法では必須です．粉末と液を混和するタイプのシーラーを使用する場合には気泡を抜くように練和します．ただし側方加圧根管充填法では対応できない根管もあります．

参考文献

1. Schilder H. Filling root canals in three dimensions. Dent Clin North Am. 1967；723-744.
2. Cailleteau JG, Mullaney TP. Prevalence of teaching apical patency and various instrumentation and obturation techniques in United States dental schools. J Endod. 1997；23：394-396.
3. 石井信之．3D歯内療法のすすめ．日歯内療誌．2012；33：151-161.
4. Shahravan A, et al. Effect of smear layer on sealing ability of canal obturation: a systematic review and meta-analysis. J Endod. 2007；33（2）：96-105.

No.24 垂直加圧根管充填

a．根管充填の目的

根管充填は，根管形成により根管系が可及的に拡大清掃された空間を三次元的に緊密に封鎖し，残存するであろうわずかな細菌を根管内に封じ込め（emtomb），死腔である根管と根尖周囲組織との交通を遮断することで，根尖孔および根管口経由の根管への再感染を防止することです．

根管充填後の仮封や歯冠修復に不備があると，歯冠側から根管口経由で根管が再感染する微小漏洩（coronally microleakage）が起こり，根尖性歯周炎を再発することがあります（No.23「根管充填」参照）．

根管充填には側方加圧根管充填法と垂直加圧根管充填法の2つがあります．ISO規格のガッタパーチャはテーパー度が2°でしたが，Ni-Tiロータリーシステムの開発にともない，テーパーが6°や8°のガッタパーチャが開発され，シングルポイントによる根管充填を簡便に行うことが可能になっています．

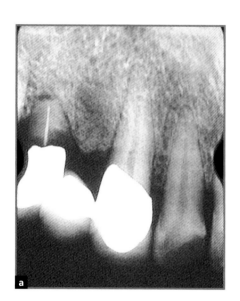
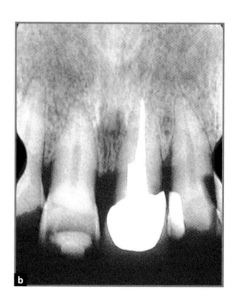
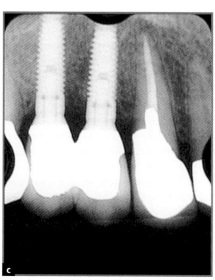
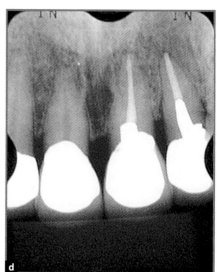

図24-1a〜d　患者は57歳の男性．全顎的な治療を行うに際して，上顎右側犬歯，左側側切歯を根管治療後垂直加圧根管充填を行った．

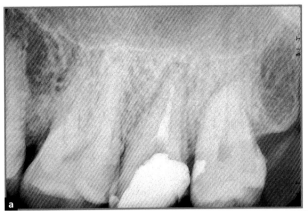
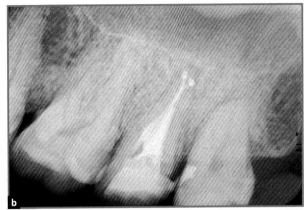

図24-2a, b　**a**：患者は45歳の男性．前医により1年半，上顎左側第二大臼歯の根管治療を受けていたが，症状が改善せず，根管治療を依頼される．**b**：感染根管治療後の2回目の来院時に垂直加圧根管充填を行った．ガッタパーチャが根尖孔からわずかに溢出したが，臨床症状は消失した．

　一方，垂直加圧根管充填法はSchilder (1967) によって warmed gutta-percha technique として最初に報告されたウォームガッタパーチャのフローを利用して根管系を三次元的に緊密に閉塞させる根管充填法です．その後，各企業や個人によって開発や改良が進められ，非常にバリエーションがあり，どのシステムを行えば良いか悩んでしまいます．安全性，コスト，簡便性，慣れなど複数の因子がかかわるので，術者ごとに考えが異なるかもしれませんが，どの方法も再現性が高く実用的です[1]．日本では，大津（オピアンキャリア法），大谷（オブチュレーションシステム）および平井（JHエンドシステム）らによって報告され，臨床家の間で使用されています．

b. 根管形成あっての根管充填

　垂直加圧根管充填法では軟化したガッタパーチャを用います．欧米では，根管充填後にガッタパーチャが収縮するため，根管壁とガッタパーチャ間に空間（死腔）が生じることを防ぐ目的で，シーラーを併用していますが，日本では低温可塑性（融解性）のガッタパーチャ（**図23-1**参照）が使用可能なため，シーラーを使用しなくとも辺縁封鎖性は良好です（**図23-2**参照）．

　適切な根管充填を行うためには，適切な根管拡大が不可欠です．apical patency，6°程度のフレアー形成の重要性を再認識する必要がここにあるのです（**図24-1, 2**）．

c. 垂直加圧根管充填法の長所と短所

　垂直加圧根管充填法が適応されるべきケースとしては，内部吸収，側枝が疑われる，根未完成歯，樋状根管などが挙げられます．さらに長所としては，側方加圧根管充填法では根管充填の直後にはシーラーが十分に固まっていないため，ポスト形成と印象を次回来院時に行いますが，垂直加圧根管充填法では側方加圧根管充填法のように充填したガッタパーチャをポスト形成のために除去する必要がないため，根管充填後直ちにポストの印象採得あるいは支台築造が可能な点です．

　一方，短所としては，便宜的な歯質の切削量が多いこと，根尖孔外へのガッタパーチャの溢出量のコントロールが難しいため術後疼痛が出やすい，過剰根管充填になりやすいことが挙げられ，その操作に熟練を要することでしょう．

参考文献
1. 平井　順, 高橋慶壮. 臨床歯内療法学―JHエンドシシテムを用いて―. 東京：クインテッセンス出版, 2005.

No.25 側方加圧根管充填

a. 根管形成の完成度チェック

以下の4つの項目を確認すれば根管充填前に根管形成の完成度をチェックできます。抜去歯を使った根管形成の練習を行う際に試してもらいたいチェックポイントです。まずスプレッダーにずれないストッパー（サカセ）を取り付けておきます。①メインガッタパーチャの到達度、②タグバックの有無、③スプレッダーの挿入可能位置、④スプレッダーでメインガッタパーチャを圧接したのちに根管からメインガッタパーチャを取り出してスプレッダーによるメインガッタパーチャの圧痕を確認する。1～2mmならばフレアー形成が確実に付与できたか否かが確認できます。

臨床実習の場で学生に根管拡大と根管充填の理論を教える場合には、上述した内容を解説します。上記の4点を確認したのちにシーラーをメインガッタパーチャに塗布して根管内へ入れてから側方加圧根管充填を行えば、根管充填は必ず成功します。

b. ガッタパーチャの挿入手順

ガッタパーチャの先端にシーラーを付けます。アピカルシートの数ミリ上方で数回ポンピングして根管内の気泡を抜き、スプレッダーの到達位置を確認します。またこのときラバーダム防湿を行います。

c. スプレッダーの種類

ステンレス製とNi-Ti製があります。直線根管であればどちらでも良いのですが、彎曲根管ならNi-Ti製が根管壁への追従性に優れています。直線根管は3％程度であることを勘案すれば、当然ながらNi-Ti製スプレッダーが推奨されます。

スプレッダーのフレアーは、3°～5°程度のものを数種類用意するのが良いでしょう。フレアー6°は通常は近遠心的な角度であって、頬舌的にはオリジナルの根管上部にはすでに6°以上の傾斜がついていることが多いと思います。

アクセサリーポイントはスプレッダーと連動して使用するので、数種類用意します（**図25-1**）。抜髄根管や狭窄根管では、3°程度で良いでしょうが、歯質が過剰に削られている場合、スプレッダーの角度が大きいほうが、アクセサリーポイントの数が少なくできます。犬歯用には長さが30mm程度のスプレッダーが必要です。アクセサリーポイントも長めにします。

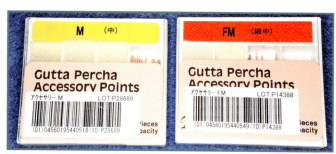

図25-1 アクセサリーポイント（ジッペラー社）.

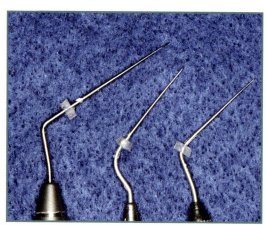

図25-2 ストッパーを付けるとスプレッダー先端の到達位置の確認ができる.

確かな根管治療実践のための形式知

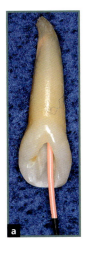
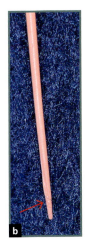
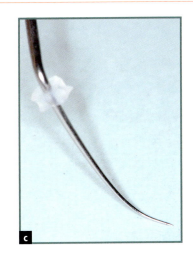
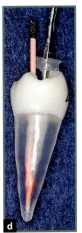
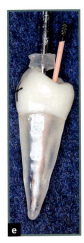
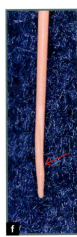

図25-3a～f a：ガッタパーチャを挿入する．b：スプレッダーがガッタパーチャの先端1mm手前に挿入できている（赤矢印）．c：Ni-Ti製スプレッダー．d～f：透明模型でも確認できる．

d．スプレッダーの使い方

　まず，スプレッダーにストッパーを付けてスプレッダー先端の到達位置が確認できるようにします（**図25-2**）．
　ガッタパーチャにスプレッダー先端が突き刺さらないように，根管の外弯側にスプレッダーを挿入し，引き上げるときもスプレッダーをwatch winding運動させながら行います．以前，患歯を加圧しすぎて割ったことがあるという話を聞いたことがありますが，適度な力加減を知っておく必要があります．
　1～2kg程度の力で，30°程度のwatch winding運動で回転させ根尖方向に押しながら，ストッパーの位置が基準点に達することを確認します．
　また，「側方加圧」という言葉を誤解して，根管にスプレッダーを挿入したのちに側方に動かして加圧を行っているつもりの歯科医師もいるようですが，これも明らかな誤謬です．
　スプレッダーにはテーパーが付いているので，根尖方向へ押せば，ガッタパーチャを「くさび効果」で根尖方向および側方へ加圧して根管壁に圧着することができます（**図25-3**）．

e．プラガーの使い方

　側方加圧根管充填を行う場合，支台築造時にガッタパーチャを除去しなければなりません．コア築造時には余分なガッタパーチャをピーソリーマーなどで除去しますが，もっとも穿孔を起こしやすいステップなので，な

Part 2

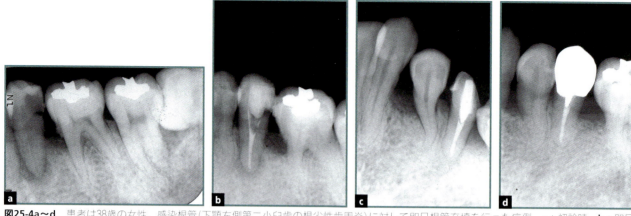

図25-4a～d 患者は38歳の女性．感染根管（下顎左側第二小臼歯の根尖性歯周炎）に対して即日根管充填を行った症例．**a**：初診時．**b**：即日根管充填直後．**c**：即日根管充填後5か月後．**d**：最終補綴治療3年後．

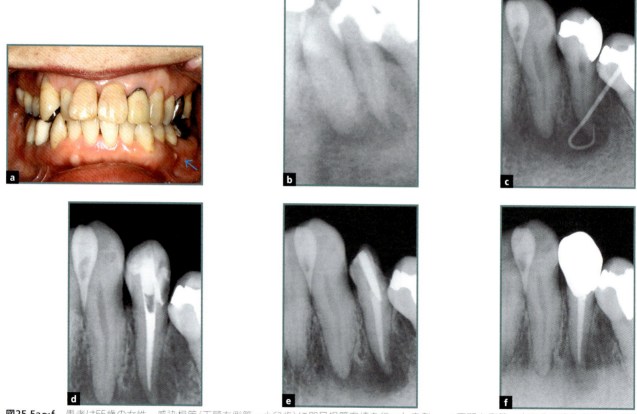

図25-5a～f 患者は55歳の女性．感染根管（下顎左側第一小臼歯）に即日根管充填を行った症例．**a**：下顎左側第一小臼歯に瘻孔を認める（青矢印）．**b**：パノラマ画像．**c**：瘻孔よりガッタパーチャを挿入．患歯が第一小臼歯であることを特定した．**d**：感染根管治療，即日根管充填直後．**e**：即日根管充填後3か月．**f**：根管充填後2年6か月後．根尖周囲の透過像が縮小しているのがわかる．

るべく余剰ガッタパーチャをプラガーで焼き切っておくと良いでしょう．

　前歯では太い，臼歯では細いプラガーを使用し，根管口よりも数ミリ下の根尖寄りの部分で焼き切り，根尖方向へと圧接します．可能ならば，根管の中央付近まで除去すると，支台築造時の作業が短縮できますし，穿孔するリスクを減少できます．根管形成が終了した時点で，ポスト形成が同時に行われていれば，無駄が省けます．

　歯内療法の基礎実習では，根管口付近でガッタパーチャを焼き切るように指導している大学もあるようです

が，根管治療後の補綴治療を考慮していないのかもしれません．

支台築造時にガッタパーチャを除去する場合，エアータービンやコントラにピーソリーマーを取り付けて行う際に根管に穿孔するリスクがもっとも高いので，強圧を加えないで慎重に行う必要があるでしょう．ガッタパーチャ除去用のNi-Tiファイルを低速で使用して除去するのも良いでしょう．ファイル先端の穿通力が低いので，穿孔を起こしにくいと思います．

なお垂直加圧根管充填法では必要な量だけ根管充填できるので，ガッタパーチャを除去する手間が省けるという利点があり，根管充填後に直ちにコアの印象か支台築造が可能です．垂直加圧根管充填法のメリットの1つです（No.24「垂直加圧根管充填」参照）．

f．仮封

治療間における根管の再感染を防止するために行います．咬合力に耐えうる物性と微小漏洩しないことが望まれます．ストッピング＋ネオダインのダブルシールは熱した充填器で簡単に除去できるのが利点ですが，ネオダインを練るのに時間がかかるため，最近は水硬性セメント（キャビドンなど）を頻用しています．

仮封した仮封材に3mm以上高さがあれば封鎖効果が期待できます．次回の来院が1か月以上先の場合には，プロビジョナルレストレーションを製作するか，グラスアイオノマーセメントで仮封します．

g．即日根管充填 vs 2回法

欧米では根管治療の回数をなるべく少なくする方向にあり，感染根管治療でも7割程度は即日根管充填を行っています．EBMでは両者間の治療の成功率に有意な差はありません．治療時間を一番のコストと考えれば，なるべく早く根管充填できたほうが望ましいのは当然です．

筆者は単根歯であれば，8割以上は抜髄でも感染根管治療でも即日根管充填を行っています（図25-4, 5）．過去10年間，多少の術後疼痛が出るケースもありますが，ガッタパーチャを除去して再根管治療をしたことはありませんし，予後は良好です．

この治療結果は「根管貼薬不要論」を支持します．生体の治癒力を妨げるような根管貼薬は厳に慎むべきですし，根管治療は外科治療であり，なるべく少ない治療回数で終了するに越したことはありません．根管治療の治療回数が多い歯科医師は，歯内療法の理論と実践に乏しいと言えるでしょう．

No.26 根管治療を繰り返さない

a. 歯を壊している

根管治療は「外科的治療」であり，なるべく少ない回数で終わらせることが望ましいのは当然です．同じ行為を繰り返しても治療効果は期待できません．年単位で根管治療を繰り返している症例をみることがありますが，これは「歯を治しているのではなく，歯を壊している」に等しく，ナンセンスの極みです[1]．これまでにみたことのある最長の症例は，3年以上にわたり67回根管治療を行って，最終的に歯根破折したため抜歯したという症例でした（カルテを読むのがたいへんでした）．

カルテには，毎回のようにFC貼薬と細菌検査が行われていました．根管治療の技量の低い歯科医師と言えるでしょう．経験が浅いあるいは間違った考え方をしてもなかなか治療方針を変更できない歯科医師にありがちな症例です．

自分の歯内療法に自信がもてない場合，とりあえず根管貼薬して次回まで様子をみるという判断をしがちですが，安易な治療の先送りは予後を不良にします．

根管治療の術後疼痛がしばしばあるようなら，歯を壊していると考えて術式を再考すると良いでしょう．根尖孔を壊して，感染した切削片を押し出していたり，ファイルをねじりすぎて，患歯が歯根膜炎を起こしています．ペリオドンやFCを多量に根管に貼薬して根尖孔から溢出した場合，急性の歯根膜炎を起こしています（図8-1参照）．FCに関してはまれに化学物質過敏症と考えられる症例に遭遇します．根管貼薬に頼らなくとも実践的で結果のともなった理論に基づいてトレーニングを積めば，たいていの症例で良好な予後が得られます．

b. 根管充填の評価

Schilderが垂直加圧根管充填法を報告して以来，「側枝および根尖分枝に根管充填材が入っているエックス線写真こそが歯内療法の成功の証」といった考えが主張され，主根管を拡大形成および緊密に充填することが目標とする考え方と論争が続いています[2,3]．

垂直加圧根管充填が普及したころからエックス線写真上の画像を競うところがあったように思います．側枝にガッタパーチャを入れるためには，「次亜塩素酸で30分洗浄すると良い」といった話を聞いたことがあります．ウォームガッタパーチャやシーラーが側枝に入っているエックス線写真は確かにみた目にインパクトがありますが，治療の成否を左右する因子ではないと思います．

歯内療法は，「根管」を治療するのではなく「病気」を治療することが目的です．彼らは「エックス線写真」を治療しているのだと思います．疾患の生物学的な概念や理論が欠落していると，狭い範囲の理論，とりわけ，根管の拡大形成法の技術的部分ばかりを考えてしまうのかもしれません．最近，「エステティックエンド」という造語を聞いたことがありますが，同じ考えのように思えます．

エックス線写真上では側枝にガッタパーチャが入りこんでおり，臨床症状がなくても組織学的には炎症反応を認めること，側枝に入りこんだ根管充填材は側枝の組織を壊し，炎症反応が持続していることが報告されています[4,5]．

筆者は側枝にガッタパーチャが入ったら良いのではなく，根管系の感染源を可及的に除去し，空間を封鎖したのちに，残存する細菌と生体と間に生じる炎症および免疫応答の量および質的なレベルが生体において許容できる閾値内であれば，臨床的およびエックス線写真上で治癒の機転をとっているのだと考えています．

通常は，臨床症状の改善（痛みや瘻孔の消失）がみられ，エックス線写真上の治癒は後から認められるようになります．根尖病変のある場合，デンタルエックス線上で歯根膜腔の幅および歯槽硬線が正常に戻ってくるのには数年単位で時間がかかることもあります．

ヨーロッパ歯内療法学会のガイドラインでは，根管治療の4年後にエックス線写真上で根尖部透過像が完全に消失していなければ失敗と定義しています．歯槽硬線（固有歯槽骨）が観察されることを根尖周囲組織が治癒したことの根拠にしています．妥当な評価と言えるでしょう．

確かな根管治療実践のための形式知

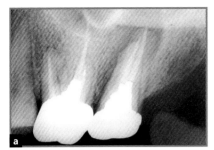
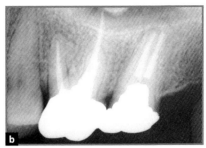
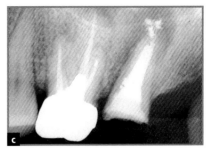

図26-1a 初診時のエックス線写真．上顎左側第二大臼歯の根尖性歯周炎 で患者は咬合痛と歯肉の疼痛を主訴に来院した．

図26-1b 初診時の3年前のエックス線写真．明らかな異常所見は見当たらない．

図26-1c ガッタパーチャを除去後に水酸化カルシウム製剤を貼薬した．

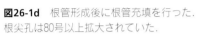
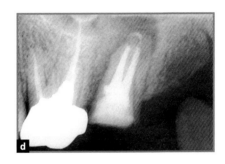
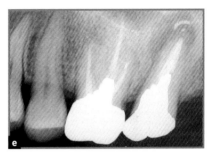

図26-1d 根管形成後に根管充填を行った．根尖孔は80号以上拡大されていた．

図26-1e 術後1年の状態．臨床症状は消失したが，エックス写真からは，歯根膜腔の拡大と根尖部の透過像を認める．

　ただし，学会の決めた基準で「失敗」と判定されても，必ず再治療を行うわけではありません（**図26-1**）．現実的には，患者の希望や，再治療の成功率とリスクを勘案して経過観察するか治療介入するかを決定します．患者の訴える臨床症状の程度が再治療の決定に大きく影響します．

　最近の学術雑誌では，デンタルエックス線写真による評価は不確実なので，歯科用CT画像で評価することが望ましいという論調です．

参考文献
1. 須田英明．わが国における歯内療法の現状と課題．日歯内療誌 2011；32：1-10．
2. Ruddle C. Endodontic overfills: good? Bad? Ugly? Dent Today. 1997；16(5)：62-65．
3. Wildey WL, Senia ES. Another look at root canal obturation. Dent Today. 2002；21(3)：68-73．
4. Ricucci D, Siqueira JF Jr. Fate of the tissue in lateral canals and apical ramifications in response to pathologic conditions and treatment procedures. J. Endod.2010；36：1-15．
5. Ricucci D, Langeland K. Apical limit of root canal instrumentation and obturation, part 2. A histological study. Int Endod J. 1998；31：394-409．
6. Consensus report of the European Society of Endodontology on quality guidelines for endodontic treatment. Int Endod J. 1994；27：115-124．

"We can know more than we can tell."
（私たちは，言葉にできるより多くのことを知ることができる）
— *Michael Polanyi*

Part 3
本書の理解度確認テスト

【問題】

【問題1】
　根尖性歯周炎によって根尖周囲組織の破壊が進行した患歯に咬合性外傷が加わった場合にエックス線写真に現れる特徴はどれか．2つ選べ．
a：歯根の弯曲
b：歯根膜腔の拡大
c：根尖部側方の透過像
d：根尖周囲透過像の根尖側への拡大
e：根尖周囲透過像の歯冠側への拡大

【問題2】
　根管長測定について正しいものはどれか．1つ選べ．
a：手指の感覚が一番正確である
b：生理学的根尖孔と根管の最狭窄部は一致している
c：根尖孔が大きく破壊されている場合，測定値が安定しないことがある
d：電気的根管長測定器の値は感染根管治療時よりも抜髄時に安定している
e：作業長は拡大により徐々に短くなるためファイルを交換するたびに測定する

【問題3】
　実体顕微鏡(マイクロスコープ)の利点について正しくない項目はどれか．2つ選べ．
a：根尖孔の確認
b：穿孔部の明示
c：歯根破折の発見
d：細い根管の探索
e：弯曲根管の根管形成

【問題4】
　ファイリング運動(大きい上下動のストローク運動)により根管形成を行った場合に生じうるトラブルはどれか．2つ選べ．
a：レッジ
b：ジップ
c：目詰まり
d：ファイルの破折
e：ストリップパーフォレーション

【問題5】
　ファイルを90°以上の角度でねじって根管形成を行った際に生じるトラブルではないものはどれか．2つ選べ．
a：レッジ
b：目詰まり
c：術後疼痛
d：ファイルの破折
e：ストリップパーフォレーション

【問題6】
　ステンレス製ファイルがNi-Tiファイルより劣っている項目はどれか．1つ選べ．
a：コスト
b：穿通性
c：強度と耐久性
d：プレカーブの付与
e：ファイルのしなり度

【問題7】
　Ni-Tiファイルがステンレス製ファイルより劣っている項目はどれか．すべて選べ．
a：コスト
b：穿通性
c：強度と耐久性
d：プレカーブの付与
e：ファイルのしなり度

【問題8】
　根管のフレアー形成が不十分な場合に生じるトラブルはどれか．2つ選べ．
a：再感染
b：レッジ
c：歯根破折
d：ストリップパーフォレーション

e：根管内容物の押し出しによる術後疼痛

【問題9】
根管から逸脱しない根管形成を行うために留意する項目はどれか．2つ選べ．
a：根管洗浄
b：エックス線診査
c：作業長の測定方法
d：ファイルのしなり度
e：トルクコントロール

【問題10】
step-back preparation により形成される根管のテーパーの角度は何度か．1つ選べ．
a：3°
b：4°
c：5°
d：6°
e：7°

【問題11】
#15ファイルの先端を1mmカットしたときにできる中間ファイルはどれか．1つ選べ．
a：#15.5
b：#16
c：#16.5
d：#17
e：#17.5

【問題12】
アピカルシートの設定位置は，生理学的根尖孔の何ミリ上か．1つ選べ．
a：0.1mm
b：0.5mm
c：1mm
d：2mm
e：5mm

【問題13】
Recapitulation（= apical patency：再帰ファイリング）の目的で正しいのはどれか．1つ選べ．
a：フレアー形成
b：レッジ形成の防止
c：根管の目詰まり防止
d：ファイルの破折防止
e：根管内の切削片の排除

【問題14】
手用ファイルの操作法で根管の根尖側1/3の根管形成に推奨されるものはどれか．2つ選べ．
a：リーミング
b：ラスピング
c：ファイリング
d：Watch winding
e：ねじれとかき上げ運動（turn and pull）

【問題15】
ファイルへのプレカーブ付与の目的はどれか．1つ選べ．
a：フレアーを形成する
b：切削効率を上げる
c：術後疼痛を減らす
d：トルクコントロールを行う
e：本来の根管系を維持した根管形成を行う

【問題16】
レッジやジップをつくらないための工夫はどれか．2つ選べ．
a：根管洗浄
b：フレアー形成
c：リーマーの使用
d：トルクコントロール
e：しなり度の高いファイルの使用

【問題17】
Crown down法に分類される根管形成法ではないものはどれか．2つ選べ．
a：serial preparation technique
b：balanced force technique
c：step-down technique

d：double-flared technique

e：anti-curvature filing method

【問題18】
　根管の拡大方向で，crown down 法と step back 法がある．crown down 法を推奨する根拠として考えられているのはどれか．1つ選べ

a：拡大効率を向上させるため

b：フレアーを形成するため

c：アピカルシートを形成するため

d：根尖部1/3の根管拡大が行いやすいため

e：根管内の感染源を根尖孔外に押し出さないため

【問題19】
　根管洗浄に推奨される薬液はどれか．2つ選べ．

a：強酸性水

b：生理食塩水

c：次亜塩素酸ナトリウム

d：次亜塩素酸ナトリウムと EDTA

e：次亜塩素酸ナトリウムと過酸化水素水

【問題20】
　根管貼薬剤として推奨されているものはどれか．1つ選べ．

a：FC（FG）

b：フェノール系

c：ヨードホルム

d：水酸化カルシウム

e：無貼薬（ドライコットン）

【問題21】
　適度なフレアーの角度はどれか．2つ選べ．

a：2°

b：3°

c：4°

d：5°

e：6°

【問題22】
　根管の乾燥に用いる道具はどれか．すべて選べ．

a：ゴム気銃

b：ブローチ綿栓

c：ペーパーポイント

d：クイックエンド

e：根管内バキューム

【問題23】
　側方加圧根管充填法で留意する項目でないものを1つ選べ．

a：フレアー形成

b：スプレッダー先端の位置

c：アピカルシートの形成

d：スプレッダーのテーパー

e：ガッタパーチャの溶解温度

【問題24】
　スプレッダー先端部の到達度で正しいのはどれか．1つ選べ．

a：生理学的根尖孔

b：アピカルシートの1～1.5mm 手前

c：アピカルシートの2～2.5mm 手前

d：アピカルシートの3～3.5mm 手前

e：アピカルシートの4～4.5mm 手前

【問題25】
　側方加圧根管充填法においてスプレッダーで加圧する力で正しいものを1つ選べ．

a：0.5kg

b：1～2 kg

c：3～5 kg

d：5～7 kg

e：10kg

【問題26】
　側方加圧根管充填法においてスプレッダーとアクセサリーポイントのテーパーの組み合わせで誤っているものはどれか．2つ選べ．

a：2°―2°

b：3°―2°

c：2°―3°

d：2°―4°
e：3°―3°

【問題27】
　垂直加圧根管充填法で留意する項目でないものを1つ選べ．
a：フレアー形成
b：プラガーの太さ
c：プラガーの先端の位置
d：スプレッダーの先端の位置
e：ガッタパーチャの溶解温度

【問題28】
　側方加圧根管充填法および垂直加圧根管充填法の相違点で正しくない項目はどれか．2つ選べ．
a：ガッタパーチャの性状が異なる
b：垂直加圧根管充填法ではシーラーを必ず使用する
c：内部吸収を生じている歯や樋状根では，垂直加圧根管充填法が適している
d：側方加圧根管充填法のほうが垂直加圧根管充填よりも便宜形態が大きくなる
e：側方加圧根管充填法では「くさび効果」でガッタパーチャを根管壁に圧着する

【問題29】
　根管形成においてフレアー形成を行う理由はどれか．2つ選べ．
a：根管の無菌化
b：歯根破折の防止
c：根管充填の緊密化
d：根管充填時の疼痛緩和
e：根管内容物の溢出防止

【問題30】
　Ni-Tiロータリーファイルを用いた根管形成において，crown down法を用いる理由はどれか．2つ選べ．
a：操作時間の短縮
b：切削効率の向上
c：根尖孔形態の保存
d：歯根破折リスクの減少
e：器具破折リスクの減少

【問題31】
　72歳の女性．上顎中切歯の歯肉の疼痛を主訴に来院．歯周ポケット深さは3mm以下であった．太いメタルコアとレジン前装冠が装着されていた．エックス線写真では，不良な根管充填がなされており，根尖部透過像を認めた．考えられるもっとも適切な病態はどれか．2つ選べ．
a：歯髄炎
b：歯根破折
c：慢性歯周炎
d：歯肉縁下う蝕
e：根尖性歯周炎

【問題32】

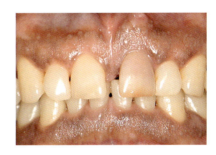

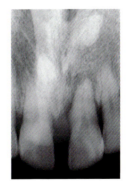 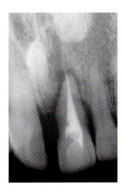

　53歳の男性．上顎中切歯の動揺と歯の変色を主訴に来院．電気歯髄診はマイナスであった．外傷の既往はない．歯周ポケットは深い部位で8mmであった．適切な原因として考えられるのはどれか．2つ選べ．
a：歯髄炎
b：内部吸収
c：歯根破折
d：慢性歯周炎
e：根尖性歯周炎

【問題33】

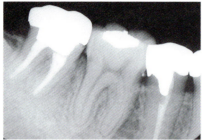
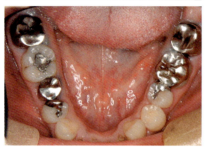

24歳の男性．下顎右側臼歯部の咬合痛および片頭痛を主訴に来院．問診から，患歯は3年前に抜髄および補綴治療を受けていた．口腔内診査から，犬歯の著しい咬耗および患歯の補綴物の咬耗が顕著であった．エックス線写真からは，患歯の根尖部に明瞭な透過像は認めなかった．診断および治療法の組み合わせでもっとも適切なものはどれか．2つ選べ．

a：顎関節症—スプリント
b：ブラキシズム—抗炎症薬
c：顎関節症—矯正
d：ブラキシズム—ナイトガード
e：根尖性歯周炎—感染根管治療

【問題34】

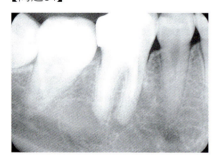

34歳の女性．下顎右側第一大臼歯根尖部歯肉の違和感を主訴に来院．口腔内診査から，前歯部の開口，舌突出癖，エックス線写真から患歯根尖周囲に直径10mmの境界明瞭な透過像が認められた．治療法としてもっとも適切なものはどれか．1つ選べ．

a：抜歯
b：囊胞摘出術
c：感染根管治療
d：ブラッシング指導と経過観察
e：バイトプレートを使用させながら感染根管治療

【問題35】

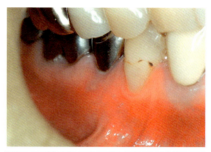
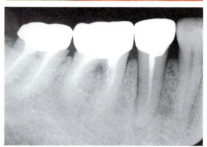

55歳の女性．下顎右側第二小臼歯の頰側歯肉の腫脹を主訴に来院．ガッタパーチャを膿瘍から挿入すると歯根中央部に達した．歯周ポケットは3mm以下であった．エックス線写真では，歯根膜腔の拡大，根管充填材およびメタルポストが観察された．明瞭な根尖部透過像はみられなかった．原因として考えられる病態はどれか．2つ選べ．

a：穿孔
b：歯根破折
c：歯根囊胞
d：辺縁性歯周炎
e：歯内—歯周複合病変

【正解と解説】

【問題1・正解と解説】
【正解】b，e
【解説】a：咬合性外傷とは関連がない．b：歯根膜腔の拡大がみられる．c：側枝のある場合にみられる．d：一般的な形態．e：涙滴状の透過像がみられる．

【問題2・正解と解説】
【正解】c
【解説】a：手指の感覚も根拠の1つになりえるが，必ずしも正確とはいえない．b：必ずしも一致していない．c：正しい．d：抜髄時のほうが出血による測定値のぶれが大きい．e：適切な根管形成ができていれば最初の測定値と同じ値である．

【問題3・正解と解説】
【正解】a，e
【解説】a：根管は弯曲しているので，根尖孔部の確認は通常できない．b：穿孔部の明示が可能である．c：歯根破折の発見に有効である．d：細い根管の探索に有効である．e：弯曲根管の根管形成は，視覚よりも触覚が重要であり，マイクロスコープを使用しても，三次元的な根管形成ができるわけではない．

【問題4・正解と解説】
【正解】c，e
【解説】a：強いトルクをかけてファイルをねじるとレッジを生じる．b：ジップも同様に，強いトルク下のファイル操作により生じる．c：ファイルを根管に入れるという操作は，根管に削片を詰めることにほかならない．ファイリング運動を根尖部付近で行えば，容易に目詰まりを起こす．d：ファイルを根管に入れ，強いトルクでねじると破折する．e：根管の内弯側にストリップパーフォレーションを起こしやすい．

【問題5・正解と解説】
【正解】b，e
【解説】a：根管の内壁にレッジを生じる．b：目詰まりは，根管洗浄および再帰ファイリングにより防止できる．c：歯根膜に物理的損傷を与えると，術後に強い歯根膜炎を生じる．d：根管内でファイルを破折することがある．e：ストリップパーフォレーションは，過度のファイリング操作で生じやすい．

【問題6・正解と解説】
【正解】e
【解説】a：ステンレス製ファイルはコストが安価である．b：ステンレス製ファイルは穿通性に優れている．c：ステンレス製ファイルは強度と耐久性に優れている．d：ステンレス製ファイルにはプレカーブを付与できる．e：ファイルのしなり度では，Ni-Tiファイルが優れている．

【問題7・正解と解説】
【正解】a，b，c，d
【解説】a：Ni-Tiファイルはコストが高価である．b：Ni-Tiファイルは穿通性が劣る．c：Ni-Tiファイルは強度と耐久性に劣る．d：Ni-Tiファイルにはプレカーブを付与できない．e：Ni-Tiファイルが優れている．

【問題8・正解と解説】
【正解】a，e
【解説】a：根管のフレアー形成が不十分な場合，根尖部の封鎖が不十分になり再感染を生じる．b：トルクコントロールができていない場合に起こる．c：強いトルクでファイルをねじったり，強圧でスプレッダーを根管に押し込むと歯根破折を起こす．d：大きいストロークのファイリング運動により生じる．e：ファイルのテーパーは2°なので，根管のフレアーが5°か6°はないと，ファイルを根尖方向に入れた際に，根管内容物を押し出してしまい，術後疼痛を起こす．

【問題9・正解と解説】
【正解】d，e
【解説】a：根管洗浄の主な目的は切削片の除去である．b：エックス線写真は二次元であり，根管は三次元である．

c：作業長の測定方法よりもファイル操作と器具の特性が重要になる．d：ファイルのしなり度が低いと，弯曲根管に追従し難い．e：トルクコントロールによりレッジなどを防止できる．

【問題10・正解と解説】
【正解】c
【解説】a：誤り．b：誤り．c：1 mm ごとに0.05mm 根管が太くなるので，5/100テーパーができ上がる．d：誤り．e：誤り．

【問題11・正解と解説】
【正解】d
【解説】a：誤り．b：誤り．c：誤り．d：ファイルには2/100テーパーがついており，1mm カットすると0.02mm 先端が太くなるので，理論上は#15ファイルは0.15mm から0.17mmになる．e：誤り．

【問題12・正解と解説】
【正解】c
【解説】a：誤り．b：卒前教育では0.5mm に設定されている場合がある．しかし，容易に根尖孔を破壊してしまう．c：感染源の除去と操作性を考慮してもっとも妥当な位置である．d：根尖付近の感染源が残存するので誤り．e：根尖付近の感染源が残存するので誤り．

【問題13・正解と解説】
【正解】c
【解説】a：根管のフレアー形成は，ファイルをしならせてファイル先端部分で根管壁を掻爬して行う．b：ファイル操作時のトルクコントロールによって防止する．c：アピカルシートから生理学的根尖孔までに詰まった切削片を除去する．d：ファイル操作時のトルクコントロールによって防止する．e：根管内の切削片の除去は頻繁な根管洗浄によって行う．

【問題14・正解と解説】
【正解】b, e
【解説】a：リーミング運動は根管の直線化を起こす．根管内容物の押し出しも生じる．b：1～2mm 程度の小さい上下動による器具操作．過度な根管形成を防止できる．c：過度のファイリング運動はストリップパーフォレーションなどの問題を生じる．d：通常の根管形成では必要がない．e：トルクコントロール下のねじれとかき上げ運動操作が推奨される．

【問題15・正解と解説】
【正解】e
【解説】a：フレアー形成はファイル操作あるいは回転切削器具で行う．b：切削効率を上げるには，手用ファイルと器械の併用で行う．c：ファイル操作が不適切な場合，術後疼痛を生じる．d：トルクコントロールはファイルのねじり角度と指先の触覚を頼りに行う．e：根管の中央にファイルを位置させて根管形成するための工夫である．

【問題16・正解と解説】
【正解】d, e
【解説】a：根管洗浄ではなく器具操作の問題である．b：フレアー形成は，目詰まり防止，押し出し防止，根尖部の緊密な充填が目的である．c：リーマーを使用すると直線形成になるので，レッジをつくりやすい．d：トルクコントロールが非常に重要である．e：弯曲根管の形成には，しなり度の高いファイルを使用する．

【問題17・正解と解説】
【正解】a, e
【解説】a：step back 法の一種．b：crown down 法の一種．c：crown down 法の一種．d：crown down 法の一種．e：ストリップパーフォレーションを防止するための形成法．

【問題18・正解と解説】
【正解】e
【解説】a：誤り．b：誤り．c：誤り．d：誤り．e：根管内の感染源は根管上部に多いため，最初に根管上部の感染源を除去して根尖孔外に押し出さないように配慮されたのが crown down 法である．

【問題19・正解と解説】
【正解】c, d
【解説】a：推奨されていない．b：推奨されていない．c：

次亜塩素酸ナトリウムがもっとも推奨されている．d：EDTAと次亜塩素酸ナトリウムを併用するとスメアー層を除去する効果がある．e：日本では未だに行われているが，交互洗浄の効果は生理食塩水のそれと変わらない．

【問題20・正解と解説】
【正解】d
【解説】a：組織傷害作用および催奇作用がある．b：組織傷害作用がある．c：誤り．d：高pHでマイルドな抗菌性がある．e：微小漏洩が生じると根管が再感染する．

【問題21・正解と解説】
【正解】d，e
【解説】a：ファイルのテーパーと同じ．実質的には不可能．b：テーパー不足．c：ややテーパー不足．d：最小限の切削でスプレッダーがアピカルシート付近に到達するには5°で良い．e：06テーパーのファイルで形成すると正確に形成できる．

【問題22・正解と解説】
【正解】b，c，d，e
【解説】a：根尖部の乾燥はできない．b：根尖部の水分を完全に吸収できないため，ペーパーポイントの併用が推奨される．c：根尖部の水分を確実に吸収できるがコストがかかる．d：根管洗浄と根管バキュームの両機能がある．ペーパーポイントの併用が推奨される．e：ペーパーポイントの併用が推奨される．

【問題23・正解と解説】
【正解】e
【解説】a：フレアー形成は充填法にかかわらず必要である．b：スプレッダーの先端がアピカルシート付近に到達する根管形成ができていることが重要である．c：アピカルシートの形成は不可欠である．d：スプレッダーのテーパーよりやや細めのアクセサリーポイントを用いる．e：ガッタパーチャの溶解温度は垂直加圧根管充填用のウォームガッタパーチャの場合に重要である．

【問題24・正解と解説】
【正解】b

【解説】a：誤り．b：正しい．c：誤り．d：誤り．アピカルシート部のガッタパーチャの圧着が十分できない．e：誤り．根尖付近はシングルポイント根充の状態になり，再感染のリスクが増す．

【問題25・正解と解説】
【正解】b
【解説】a：誤り．b：正しい．適切な根管形成ができていれば，コールドガッタの圧接に大きな力は必要ない．c：誤り．d：誤り．e：誤り．

【問題26・正解と解説】
【正解】c，d
【解説】a：正しい．b：正しい．c：スプレッダーより太いアクセサリーポイントを入れると，死腔を生じる．d：スプレッダーより太いアクセサリーポイントを入れると，死腔を生じる．e：正しい．

【問題27・正解と解説】
【正解】d
【解説】a：フレアー形成が不十分な場合，ガッタパーチャのフローが悪い．b：プラガーの直径が太いと，先端が根尖付近に到達できない．c：プラガーの先端の位置を厳密に操作する必要がある．d：スプレッダーは使用しない．e：ガッタパーチャの溶解温度は低いほうが，術後収縮が小さく封鎖性が良い．

【問題28・正解と解説】
【正解】b，d
【解説】a：熱融解性が異なる．b：低温融解性ガッタパーチャを用いる場合，ノンシーラーで充填する術式もある．c：正しい．d：垂直加圧根管充填のほうが側方加圧根管充填よりも便宜形態が大きくなる．e：正しい．

【問題29・正解と解説】
【正解】c，e
【解説】a：全周ファイリングと化学的清掃によって無菌化を図る．b：過剰な歯質の削除を行わない．c：正しい．適度なフレアーがないと，根尖付近の根管充填が緊密に行えない．5～7°のフレアー形成ができているとスプ

Part 3

レッダーがアピカルシート上方まで到達し，根尖部の封鎖が緊密にできる．d：誤り．e：正しい．適度なフレアーが付与されると，ファイルを根管に挿入したときに根管内容物を押し出しにくく，術後疼痛が生じにくい．

【問題30・正解と解説】
【正解】b，e
【解説】a：誤り．b：正しい．しかし，Ni-Tiロータリーファイルはcrown down法でしか適応できない．c：誤り．手用ファイルを用いた術式よりも根尖孔を破壊するリスクは高い．d：誤り．e：正しい．

【問題31・正解と解説】
【正解】b，e
【解説】a：失活歯なので誤り．b：臨床的には頻度が高い．c：誤り．d：誤り．e：もっとも考えられる病態である．

【問題32・正解と解説】
【正解】d，e
【解説】a：失活歯なので誤り．b：外傷の既往はない．c：誤り．d：正しい．e：正しい．歯周炎から上行性歯髄炎に進行したのちに歯髄が失活し，根尖性歯周炎の状態を呈していると考えられる．

【問題33・正解と解説】
【正解】a，d
【解説】a：顎関節症のため顎位が安定しない症例にはスプリント療法を行う．b：ブラキシズムは昼間と夜間に分けられるが，症状を抑えるための抗炎症薬や鎮痛剤を出す前に，問診および口腔内外の診査を行い，非機能的顎運動のかかわりを調べる．c：誤り．d：夜間のブラキシズムが原因と考えられる場合，ナイトガードを使用させる．e：誤り．

【問題34・正解と解説】
【正解】e
【解説】a：最後に選択する治療法である．b：根管由来と考えられる囊胞に対しては非外科的治療が第一選択である．c：咬合の管理を行う症例であるので誤り．d：咬合管理が必要なケースである．e：顎関節症と臼歯部への咬合負担を軽減しながら感染根管治療を行う．

【問題35・正解と解説】
【正解】a，b
【解説】a：正しい．b：正しい．臨床的には，歯根破折のケースがよくある．c：歯根囊胞では，エックス線写真上で，根尖部周囲に境界明瞭な透過像がみられる．d：歯周ポケットが4 mm以下なので，辺縁性歯周炎とはいえない．e：歯周ポケットが4 mm以下なので，歯内―歯周複合病変とはいえない．

本書の理解度確認テストの評価

33問以上正解＝1級
30問以上正解＝2級
25問以上正解＝3級
22問以上正解＝4級
18問以上正解＝5級
15問以上正解＝6級
15問以下正解＝7級
10〜15問正解＝8級
10問以下正解＝9級
5問以下正解＝10級

索引
（五十音・英字の順）

あ
亜音波洗浄器 ･･････････････････････ 28
アピカルシート ･･････････････････ 12, 68
アピカルシートの形成 ･･････････････ 35
暗黙知 ･･････････････････････････ 24

い
イオン導入法 ･･････････････････････ 67
医原病 ･･･････････････････････ 11, 28
イスムス ････････････････････････ 23, 36
医療経済的ギャップ ･･････････････････ 19

う
う蝕検知液 ････････････････････ 43, 44

え
エンド三角 ･･････････････････ 33, 53, 55
エンド専用バー ･･･････････････････ 8, 51

お
オピアンキャリア法 ･･･････････････････ 89
オブチュレーションシステム ･･････････････ 89

か
改造ファイル ･････････････････････ 54
解剖学的なランドマーク ･･･････････････ 21
化学物質過敏症 ･･････････････････ 94
ガッタパーチャ ･･････････････････････ 28
我流 ･････････････････････････････ 17
加齢現象 ････････････････････････ 22

き
キャビテーション効果 ･････････････････ 75
狭窄根管 ･･････････････････････････ 11

く
くさび効果 ･･････････････････････････ 91
クラック ･･･････････････････････ 17, 62

け
形式知 ････････････････････････････ 24
外科的診断 ･･････････････････････ 29, 62

こ
誤診 ････････････････････････････ 28
誤謬 ････ 17, 24, 29, 32, 40, 58, 78, 83, 91
根管拡大 ･･････････････････････････ 8

INDEX

根管系の石灰化······················22
根管系の多様性················9，20
根管口······················13，51，55
根管口明示························55
根管充填··························15
根管洗浄············28，33，36，67
根管長測定器······················65
根管貼薬不要論····················93
根管の解剖学······················20
根管の直線化······················80
根尖孔の穿通······················40
根尖部分の弯曲····················20

さ

再帰ファイリング···8，12，33，49，58，69，71，76

最狭窄部位························35
最善解························18，20

し

次亜塩素酸ナトリウム··············28
歯冠—歯根比······················45
軸壁形成············13，33，40，41，53
歯根破折··························62
歯髄腔の狭窄······················22
歯槽骨切除························44
術後の急発························83

定石······························12
触覚······························12
診断的治療····················29，62
真理··························11，21

す

髄腔穿通··················33，40，50
髄床底の溝························55
垂直加圧根管充填法···18，29，38，85，89，93
垂直思考······················25，40
水平思考··························25
スクレーパー······················57
ストリップパーフォレーション······8
スメアー層························86

せ

生理学的根尖孔·······35，58，60，64，65，70
生物学的幅径······················44
切削片························71，74
セメント質—象牙質境··············35
穿孔······························62
全周ファイリング·······15，40，75，76

そ

装置産業化························19
即日根管充填··················8，93
側方加圧根管充填法················85

索引

ち
置換医療 ······················· 18
中間ファイル ···················· 62
超音波洗浄器 ···················· 28
超音波チップ ···················· 23
直線型 ························· 20

て
低温融解性のガッタパーチャ ········ 86
天蓋除去 ············· 13, 15, 33, 40, 50

と
樋状根 ··················· 11, 29, 69
統合思考 ························ 25
トランスポーテーション ·········· 59, 82
トルクコントロール ·············· 40, 49

な
難治性根尖性歯周炎 ················ 10

ね
ネゴーシエーション(交渉) ········ 56
ねじれとかき上げ運動 ·············· 61

の
野中郁次郎 ······················ 24

は
バイアス ························ 22
バイオフィルム ·················· 36
抜去歯 ····················· 11, 13
板状根管 ······················· 11

ひ
非機能的咬合 ···················· 29
微小漏洩 ························ 93
ヒューリスティックス ·········· 24, 25

ふ
ファイリング運動 ··············· 8, 12
フィン ······················ 23, 36
フェルール効果 ·················· 44
不確実性を扱う科学 ············· 9, 17
部分層弁 ························ 44
プラガー ························ 92
ブラキシズム ···················· 29
フレアー形成 ········· 33, 40, 49, 82
フレアアップ ···················· 83
プレカーブ ······················ 13

へ
ペーパーポイント ················ 87
ペッキング運動 ··········· 15, 46, 51
便宜形態 ························ 53

INDEX

ま
マイクロ CT ····················· 12
麻酔抜髄即日根管充填 ············· 51

み
溝(flute) ······················· 80

ら
ラスピング運動 ············ 13, 58, 61

り
リスク ························· 29
理論 ······················ 11, 21

る
ルーティー ····················· 28

れ
レシプロ運動 ··················· 35

ろ
6 mm ルール ··················· 46

わ
弯曲根管 ····················· 8, 41

英字

A
Anti-curvature ···················· 40
Anti-curvature filing ················ 82
Apex locator ······················ 65
Apical patency ················ 40, 58

B
Balanced force technique ······ 17, 35, 40

C
Caries detector ···················· 43
Cementum-dentin junction(CDJ) ······ 64
Cleaning and shaping ··············· 32
Crown down 法 ················ 14, 77
CT ····························· 12
C カーブ ······················ 47, 50
C 型 ····························· 20

D
Dentin mud ···················· 71, 74
Dentin plug ···················· 71, 74

E
Entomb ························ 21, 88
Evidence-based medicine(EBM) ······· 9

G

Glide path ············ 14, 22, 33, 40, 58, 66

Grossman(人名) ······················· 74

H

Hopeless tooth ························ 51

I

ISO 規格 ····························· 58

J

JH エンドシステム ············· 26, 33, 89

J カーブ ························· 48, 53

J 型 ································· 20

L

Lingual shoulder ················· 47, 50

M

Michael Polanyi(人名) ················ 24

Mouse hole 効果 ······················ 52

N

Ni-Ti ロータリーシステム ········ 18, 26, 38

O

Overinstrumentation ··················· 58

P

Pre-enlargement ······················ 77

R

Recapitulation ······················· 58

Reciproc® ··························· 35

S

Schilder(人名) ······················· 32

Self-adjusting file(SAF) ··············· 18

Step-back preparation ················· 17

Step back 法 ························· 77

Surgical inspection ················ 29, 62

S カーブ ························· 50, 53

S 型 ································· 20

W

Warmed gutta-percha technique ········· 89

Watch winding 運動 ················ 80, 91

Wave one ファイル® ··················· 35

Weine(人名) ························· 82

William Osler(人名) ···················· 9

考えるエンドドンティクス
根管形成と根管充填の暗黙知と形式知

2015年1月10日　第1版第1刷発行

著　　　　者　髙橋慶壯
　　　　　　　（たかはしけいそう）

発　行　人　佐々木　一高

発　行　所　クインテッセンス出版株式会社
　　　　　　東京都文京区本郷3丁目2番6号　〒113-0033
　　　　　　クイントハウスビル　電話 (03)5842-2270(代表)
　　　　　　　　　　　　　　　　　　 (03)5842-2272(営業部)
　　　　　　web page address　http://www.quint-j.co.jp/

印刷・製本　サン美術印刷株式会社

Ⓒ2015　クインテッセンス出版株式会社　　　　　　禁無断転載・複写
Printed in Japan　　　　　　　　　　　落丁本・乱丁本はお取り替えします
　　　　　　　　　　　　　　　　　ISBN978-4-7812-0416-1　C3047

定価はカバーに表示してあります